KB261476

옮긴이 **라형택**

고려대학교 정치외교학과 졸업, 총신대 신학연구원 수료, 한국훼이스신학교 졸업, 서울사이버대학교 사회복지학과 졸업(2급사회복지사)
총회신학원 히브리어 · 신학 영어 · 교회 음악 · 요한계시록 등 강사 역임, 안암제일교회 · 영광교회 성가대 지휘 음악 목사, 총회신학원 강사, 히브리어 · 헬라어 등 강사, 현 수유영광교회 담임목사

내 몸을 살리는 녹색 에너지 푸성귀

지은이 빅토리아 부텡코
옮긴이 라형택
펴낸이 양동현
펴낸곳 도서출판 아카데미북
　　　　출판등록 제13-493호
　　　　136-034, 서울 성북구 동소문동4가 124-2
　　　　전화 02-927-2345　팩스 02-927-3199

초판 1쇄 인쇄 2010년 7월 20일
초판 1쇄 발행 2010년 7월 30일

ISBN 978-89-5681-112-3 13570

GREEN FOR LIFE
By VICTORIA BOUTENKO
Copyright © 2005 Victoria Boutenko. All right reserved.
Originally edition published in 2005 RAW FAMILY PUBLISHING, USA.
Korean translation right arranged with RAW FAMILY PUBLISHING.
and ACADEMYBOOK Publishing Co,. Seoul through PLS Agency.
Korean translation edition ©2010 by ACADEMYBOOK publishing Co,. Korea.

www.academy-book.co.kr

푸성귀

내 몸을 살리는
녹색 에너지

빅토리아 부텡코 지음 · 라형택 옮김

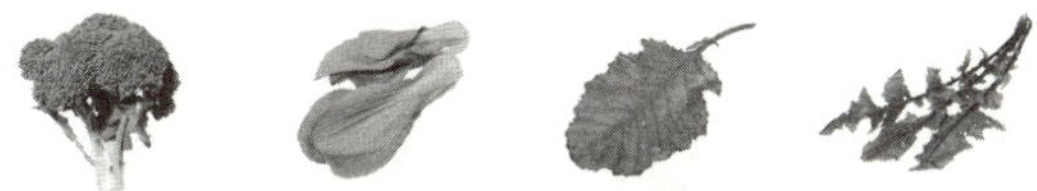

아카데미북

이 책을 앤 위그모어(Ann Wigmore) 박사와

자신의 건강을 위해 큰 결정을 하는 많은 사람들에게 바친다.

나는 하버드 대학 의학교와 협력하는 정신과 의사로, 35년 이상의 경력을 가지고 있다. 지금까지 나는 한 가지 사실을 아주 잘 배웠는데, 그것은 인간의 습성은 고치기가 매우 어렵다는 것이다.

이제 빅토리아 부텡코(Victoria Boutenko)는 나를 설득하고 있다. 이 주목할 만한 여성이 평범한 미국 사람들—아이스크림과 스테이크, 프렌치프라이, 피자를 좋아하는 사람들—의 생활 속에 맛있고 익숙한 방법으로 신선한 녹색 음식을 도입하는 데 도움을 주고 있기 때문이다. 이 책《내 몸을 살리는 녹색 에너지 푸성귀》에서 그녀는 아무 말도 하지 않았지만 이 책은 분명 새로운 무언가를 말하고 있다. 더욱이 이 책은 착공(着工)이라고 해도 될 만한 결과물이라 감히 말하고 싶다. 그것은 부텡코 여사가 독자들로 하여금 콜레스테롤과 지방, 몸속의 독소를 제거하기 위해 자연적 신체 구조 장치를 유발할 수 있도록 신체를 개선하고, 다음으로 정신(혼)과 영적인 부분을 개선할 수 있도록 권장하는 방법에 있다. 즉 생 식품을 더 많이 섭취할 필요성을 강요하는 것이 아니라 그것을 행하기 쉽고, 또 즐기며 행할 수 있도록 하고 있다는 점이다.

푸성귀를 이용한 유동식, 좀 더 구체적으로 말하자면 우리 모두가 먹었으면 하는 음식이 있다. 이것은 전형적인 미국식 식단에 엽록소와 비타민, 미네랄, 효소, 그리고 항산화제를 섞은 것으로, 하루에 1L면 몸에 좋지 않은 음식의 섭취를 억제할 수 있다. 한 예로 부텡코 여사가 추천하는 혼합 수프를 먹으면 정제된 녹말과 설탕 섭취량을 자연스럽게 줄일 수 있다(뒤에 나오는 푸성귀 유동식 레서피 참조). 일을 마치고 돌아왔을 때 푸성귀 유동식이 당신을 기다리고 있다면 그것을 한 모금 마셔 보라. 그러면 당신의 저녁 식사량은 확실하게 줄어들 것이고, 분명 더 건강해질 것이다.

한 달간의 푸성귀 유동식은 당신의 기분을 바꾸어 놓는 것은 기본이고, 감정까지 바꾸어 놓을 것이다. 이것은 한 권의 책이

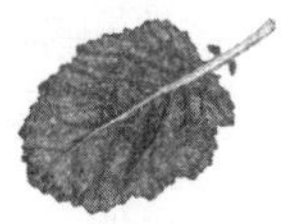

이루어 주는 성과치고는 결코 작은 것이 아니다.

　나는 부텡코 여사에게 감사의 인사를 하고 싶다. 동시에 당신이 진지한 마음으로 이 책《내 몸을 살리는 녹색 에너지 푸성귀》를 받아들일 것을 권한다. 이 책은 분명 당신의 삶을 바꾸는 데 도움을 줄 것이다.

— 윌리엄 멘진(A. William Menzin) 하버드대학 의학교 정신의학부 의사, 전 WHO 자문

친애하는 독자 여러분,

이 책을 여러분과 나누게 되어 기쁩니다. 여러분은 지금부터 푸성귀에 대해 놀라운 사실들을 알게 될 것입니다. 동시에 그것이 왜 인간의 영양에 필수적인지도 알게 될 것입니다. 건강의 열쇠가 결코 멀지 않은 곳에 있다는 사실을 깨달은 뒤로 나는 구할 수 있는 모든 책을 구해 푸성귀에 대해 공부하기 시작했습니다.

처음에는 단지 전통적인 생식 요법만 개선하려고 했습니다. 하지만 놀랍게도, 연구하는 과정에서 어떤 식단이든 혼합 푸성귀를 추가하면 건강을 개선할 수 있으며, 비교적 적은 양의 푸성귀를 곁들이는 것만으로도 전형적인 완전 생식을 통해 얻을 수 있는 효과를 볼 수 있다는 사실을 알게 되었습니다. 게다가 푸성귀로 만든 유동식을 마시는 것은 완전 생식을 하는 것보다 훨씬 쉬운 일이었습니다. 일상식에 혼합 푸성귀를 섞어 먹으면 자연스럽게 더 많은 생 식품을 먹을 수 있게 된다는 사실도 알게 되었습니다.

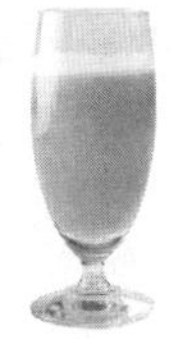

　혼합 푸성귀 유동식은 푸성귀가 가진 치료 효과에 접근하는 가장 간단하고도 맛있는 방법입니다. 당신이 생 식품을 먹든, 철저한 채식주의자가 되든, 일반 채식주의자가 되든 상관없이 규칙적으로, 그리고 꾸준히 푸성귀 유동식을 마시면 눈에 띄게 건강이 좋아지는 것을 확인할 수 있을 것입니다.

　이 기적적인 음료를 마시는 것은 누구나, 또 언제나 가능합니다. 왜 푸성귀가 완전한 식품인지를 발견하는 일에 동참하고 싶지 않습니까? 내가 지금부터 알려 주는 정보들이 내게 그랬듯이 당신에게도 큰 도움이 되기를 바랍니다.

─빅토리아 부텡코

감사의 글

나의 사랑하는 남편 이고르(Igor), 나의 노력에 언제나 신뢰를 보여 주고 새로운 개념을 귀 기울여 들어 주고 함께 이야기하고 진리에 대한 끝없는 열정을 보여 준 것에 감사해요.

나의 딸 발야(Valya)에게, 이 책의 용어들을 정리하는 동안 열정적으로 도와준 점 진심으로 고맙게 생각한다.

나의 아들 세르게이(Sergei)에게, 작업이 이루어지는 동안 열정적으로 도와주고 때로는 냉철하게 비판해 준 점 고맙다. 나의 아들 스테판(Stephan)에게, 소중한 통찰력을 발휘해 주고, 전화로 영감을 불어넣어 준 점 고맙구나.

폴 피버(Paul Fieber) 박사와 그의 부인 수지(Susie) 여사에게, 로즈버그 연구를 조직하고 운영하는 데 큰 도움을 주어 감사합니다. 로즈버그 실험에 시간과 노력을 아끼지 않은 모든 참가자들께도 감사드립니다.

바네사 노비츠키(Vanessa Nowitzky)에게, 빠른 손가락과 완벽

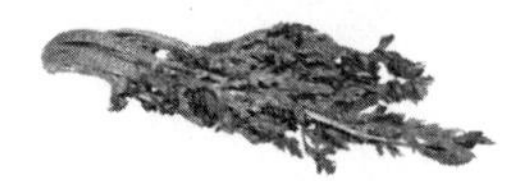

한 문법, 그리고 당신의 유머 감각 정말로 고마워요.

로라 해밀턴(Laura Hamilton), 샤나 휴진스(Shawna Huggins), 그리고 켄달 올슨 캐시디(Kendall Olson Cassidy)에게, 오랜 시간 원고를 편집하는 데 열정과 노력을 쏟아 준 점 고마워요.

엘리자베스 벡톨드(Elizabeth Bcchtold), 필리스 린(Phyllis Linn), 오펙 온-바(Offek Ohn-bar), 그레이엄 보이즈(Graham W. Boyes), 페니 부딘스키(Penny Budinsky), 다니엘(Daniel), 그리고 주디 사폰-보손(Judy Sapon-Borson)에게, 내 연구를 지원해 주고, 이 책이 출판될 수 있도록 재정적으로 도움을 주신 점 깊이 감사드립니다.

그리고 내게 신뢰를 보여 준 모든 분들께 진심으로 감사하다는 말을 전합니다. 여러분 모두 푸성귀 유동식으로 건강해질 그 날을 기원합니다.

차 례 *Contents*

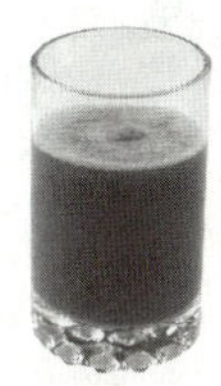

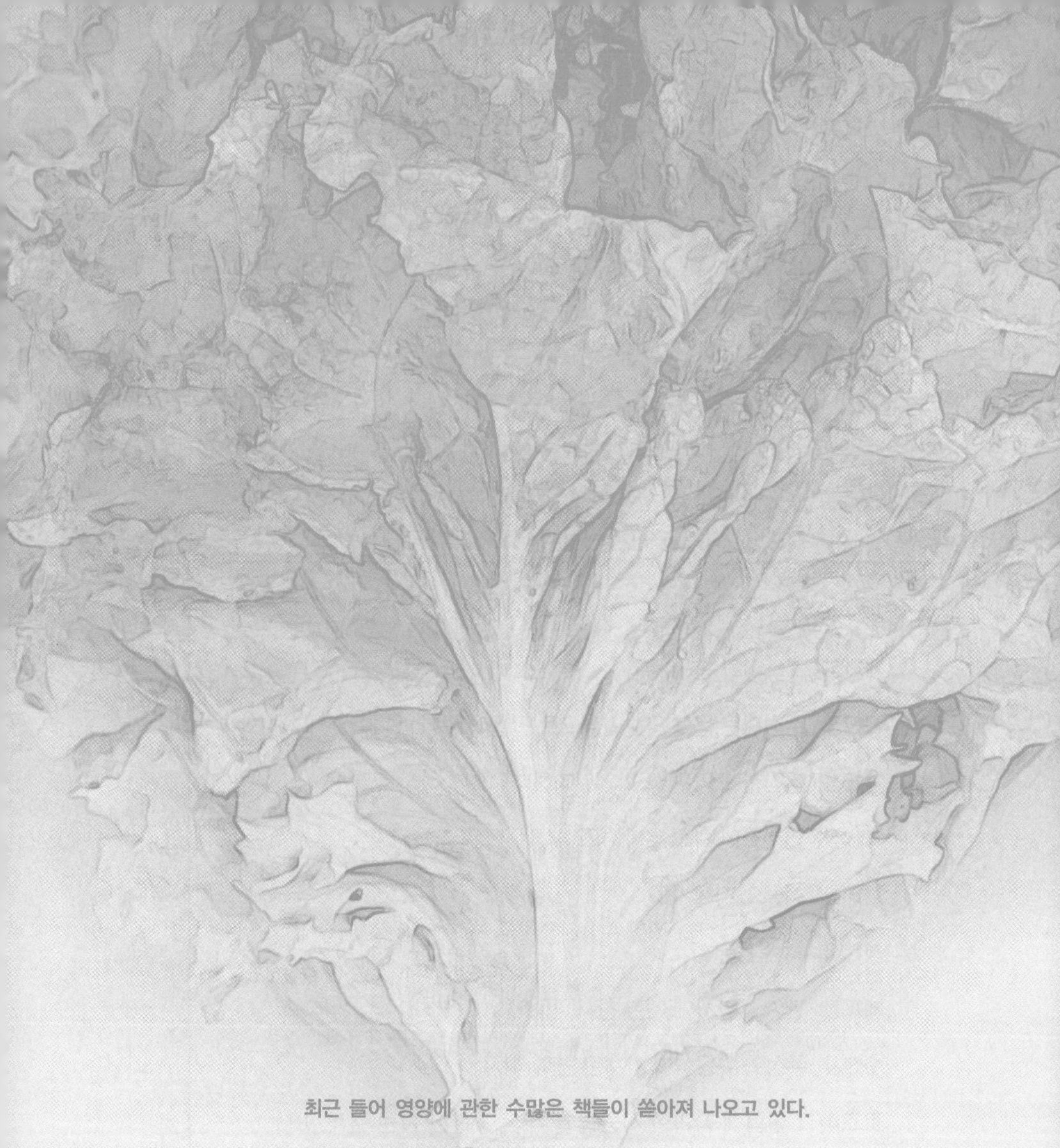

최근 들어 영양에 관한 수많은 책들이 쏟아져 나오고 있다.

평균적인 사람들이 쓴 영양에 관한 책을 주변에서 쉽게 접할 수

있는 것이다. 이는 곧 우리가 건강 정보에 대한 홍수에 빠져 있다는

의미다. 문제는 필요한 배경조차 갖추지 못한 상태에서 여러 가지

연구를 하는 경우도 있다는 것이다. 이 책을 통해 당신의 몸을 가장

건강한 상태로 만들고 건강을 위한 최고의 계획을 세울 것을

희망한다. 당신은 당신의 최고 전문가다.

제1장
대담하게 관찰하라

"의심은 발명의 아버지다." ─갈릴레오 갈릴레이(Galileo Galilei, 1564~1642)

관찰은 모든 과학의 기초를 이룬다. 여러분과 나는 과학자든 아니든 간에 무언가를 관찰하고 결론을 이끌어 낼 권리가 있다. 우리의 개인적 실험은 우리의 삶을 스스로 관리할 수 있게 하는 데 도움을 준다. 그 어떤 과학적 데이터도 경험을 대신할 수는 없다.

아이에게 불에 손을 대지 말라고 했다고 하자. 이 경고는 아이가 실제로 손을 불 가까이 가져가 뜨거운 맛을 보기 전까지는 아무런 의미가 없다. 관찰과 경험을 통해서만 원인과 결과를 연결하는 방법을 배울 수 있고, 또 무엇을 기대할 것인가를 알게 되는 것이다. 예컨대, 늦은 밤에 과식을 하고는 다음 날 아침에 가뿐한 기분으로 일어날 것을 기대해서는 안 된다는 이치와 같다. 무슨 일이 일어날 것인지를 안다는 것의 장점은 '더 많이 아는 사람'의 조언을 계속해서, 그리고 무조건 따르는 대신 신중하고 의식적인 행동을 통해 바라는 목표를 달성하는 것을 가능하게 한다는 데 있다.

나는 모든 국민이 정부 조직에 의해 심한 통제를 받는 구소련에서 태어나 자랐다. 어릴 때부터 나는 행동하고, 생각하고, 말하는 것에 관해 엄격한 지시를 받았다. 그래서 늘 새로운 것에 대한 두려움에 있었다. 하지만 운 좋게도 내가 원하는 것을 할 수 있게 해 준, 믿을 수 없을 만큼 많은 좋은 사람들을 만났다.

그중에서도 나의 영웅이자 내게 큰 영향을 준 알렉산더 수보로프(Alexander Suvorov)에 관해 이야기하려 한다. 알렉산더는 세 살 때 눈이 멀고 귀가 들리지 않게 되었다. 하지만 그는 좌절하지 않고 충실하게 자신의 삶을 이어 갔다. 그는 다른 사람들의 손을 잡음으로써 그들에게 말하고, 또 그들의 말을 이해하는 방법을 배웠다. 탁월한 성적으로 고등학교를 졸업한 뒤 모스크바 대학에서 박사 학위를 취득했으며, 시각 장애인과 청각 장애인을 도울 수 있는 수많은 논문을 썼으며, 여러 권의 책을 출판했다. 삶에 대한 자신의 열정을 담은 40분짜리 다큐멘터리를 만들기도 했다. 이 다큐멘터리는 엄청난 반향을 불러일으켰고, 많은 사람들이 알렉산더의 열정과 성실함에 깊은 감명을 받았다. 영화가 끝난 뒤 오랫동안 아무도 영화관을 떠나지 않았다. 우리는 그러한 모습에 당황하고, 흐느끼고, 우리의 소심함과 어리석음을 부끄러워했다. 그는 신체적으로는 캄캄한 어둠과 정적 속에 살고 있었지만 정신적으로는 늘 빛과 희망을 안고 살았다.

그는 다른 나라들을 여행하려는 꿈을 가지고 있었다. 그는 2개의 외국어를 배웠고, 정말로 혼자서 여러 나라를 여행했다. 사람들이 그에게 왜 여행을 하느냐고 물었을 때 그는 이렇게 대답했다. "나 스스로 세계를 보기 원하기 때문입니다."

나는 알렉산더처럼 놀라운 사람들을 만나거나 '스스로 세계를 보려고 하는' 사람들에 관해서 읽을 때마다 더 완벽해지겠다고 다짐하는 동시에 내 한계가 얼마나 되는가 하는 의문에 빠지곤 한다.

우리는 새로운 것을 시도하고, 해답을 찾으면서 삶을 살아가고, 그 과정에서 여러 가지 경험을 하게 된다. 그 속에서 지식은 익숙해지고 실제적인 것이 된다. 중요하고 긴급한 결정을 내려야 할 때, 그리고 어떤 환경에 처해 있을 때 우리는 확신한다. 이와 반대로 우리가 가진 모든 것이 다른 사람의 가르침을 모아 놓은 편집물일 때, 우리가 할 수 있는 최선의 방법은 그러한 가르침을 준 사람의 의도가 진심이기를 바라고 기도하는 것이다. 이는 곧 우리가 스스로를 돌보기보다 다른 누군가가 돌봐 주기를 희망한다는 말이기도 하다.

나를 위해 다른 사람이 관찰하고 추론하도록 하는 것은 어떤 의미에서 의식적으로 눈이 멀고 귀가 먹은 상태에 머무는 것을 선택하는 것과 같다. 그러면 우리는 다른 사람의 지시에 따를 것을 강요받게 되고, 별 의미 없는 행동을 반복하게 된다. 나아가 다른 사람의 권위에 복종하게 되고, 결국엔 능력을 잃어버리게 된다.

관찰은 인간이 태어나면서부터 가진 권리다. 그 능력을 발휘하면 미궁 속에서 스스로 빠져나올 수 있다. 나는 자발적으로 행하는 의식적인 관찰이 그 어떤 경직된 과학적 주장보다 중요하다고 생각한다.

최근 들어 영양에 관한 수많은 책들이 쏟아져 나오고 있다. 그 이유가 무엇일까? 과학만으로는 만족하지 못하는, 즉 건강에 대한 의문이 사라지지 않기 때문일 것이다. 우리는 대부분 연구원들과 단절되고 있고, 과학자들 역시 일반 사람들과는 분리되어 있다. 나는 이 점이 늘 의아했다. 과학의 가장 큰 목표는 인간의 복지가 아닌가?

순수 과학의 결과는 대부분의 보통 사람들은 이용할 수 없거나 제공받을 수 없는 것들이다. 예컨대, 거의 모든 의학적 연구를 통해 두세 쪽의 보고서를 얻기 위해서 나는 많은 돈을 지불해야 하고, 때로는 그 하나를 얻기 위해 수백 달러를 지불하기도 했다. 또 연구 논문들은 대체로 어렵고 복잡한 용어들로 쓰여 있기 때문에 그 분야를 공부하지 않은 사람으로선 쉽게 이해할 수 없다. 나는 과학 분야는 계속해서 늘어나고 있고, 그들이 사용하는 언어도 계속해서 증가하고 있다는 사실을 안다. 지금껏 많은 과학자들과 이야기를 나눠 보았지만 모든 분야를 이해하고 연구 결과를 설명할 수 있는 과학자는 한 명도 만나 보지 못했다. 사실 한 가지 주제에 대해 잘 안다고 주장하는 사람일수록 다른 분야에 대해서는 "그것은 내 전문 분야가 아니에요."라고 말하는 경향이 있다.

이러한 경향은 과학이 평균적인 사람들의 이해를 넘어 과학을 위한 과학으로 옮겨 가고 있다는 것을 의미한다. 대중은 그들의 성과를 알고 싶어 하는데, 과학계는 지나친 탐구심에 사로잡혀 대중들이 이용하기 점점 더 어려지고 있다고 있다는 것이다. 이렇게 되면 정보의 괴리 상태는 더욱 커질 수밖에 없는데, 특히 건강과 영양 분야가 그렇다.

이 괴리감을 줄이기 위해 대중은 자신들의 과학을 만들기 시작한다. 완벽하게 정확하지는 않더라도 사람들은 그것을 이해한다. 그렇기 때문에 평균적인 사람들이 쓴 영양에 관한 책을 주변에서 쉽게 접할 수 있는 것이다. 심지어 그들은 필요한 배경조차 갖추지 못한 상태에서 여러 가지 연구를 하기도 한다. 그러다 보니 수많은 정보의 홍수 속에서 혼란에 빠지는 부작용을 경험하기도 한다.

나는 많은 사람들이 말보다 글을 더 신뢰한다는 사실을 알고 있다. 사람들은 자신이 관찰한 것은 부족하다고 생각하는 반면 어떤 개념에 대해서는 마치 돌에 새긴 것처럼 기정 사실로 받아들이는 경향이 있다. 그래서 건강에 관심이 많고 건강을 추구하는 사람들은 어떤 개념을 포용하는 데 있어 종종 가장 먼저 읽은 책에 나오는 개념을 그대로 믿고 따르는 경향이 있다. 하지만 영양에 관한 책들이 수없이 쏟아져 나오면서 그것은 모순을 일으키기 시작한다. 결과적으로 '무엇을 먹을 것인가?'에 대해 완전히 다른 제안을 하는 경우도 접할 수 있는데, 이러한 것들은 모두 서로가 서로를 소멸시키는 수백 가지 이유를 가지고 있다.

푸성귀에 관한 연구를 시작함과 동시에 나는 곧바로, 그리고 절망적인 정보의 바다에 가라앉았다. 내게 중요한 것은 올바른 해답을 얻느냐 아니면 죽느냐 하는 것이었다. 나는 나와 함께 하자고 생식의 길로 끌고 들어온 남편과 아이들에게 뿐만 아니라 완전 생식을 하라고 권한 수많은 사람들에게 책임감을 느꼈다. 결국 나는 모든 것을 제쳐 두고 영양에 관해 내가 할 수 있는 모든 연구 논문을 섭렵하기로 결심했다. 하지만 단지 독창적인 데이터에만 의존하는 의견은 제외했다. 인간의 추론이라는 것은 사람을 그릇된 방향으로 이끌어 황폐한 결과를 가져오게 할 수도 있기 때문이다(나중에 내 책에서 나 자신이 빠졌던 그러한 실수들의 예를 제시할 것이다.).

나는 데이터에는 실제적인 차이가 있고, 연구를 하면서 지금껏 연구되지 않은 중요한 식품이 있다는 사실을 발견했다. 그와 함께 올바른 결론을 도출하기 위해서는 적어도 지침이 되는 몇 몇 연구를 개시해야 한다는 사실도 깨달았다. 결국 나의 생활 자체가 실험 대상이 된 것이다.

내가 지금 그 어떤 것보다 강력하게 믿고 있는 것은 열 권의 책을 읽고 '왜 그런가?' 하는 의문 없이 그대로 따르는 것보다 2주간의 생식을 통해 스스로 몸의 변화를 느껴 보는 것이 더 낫다는 것이다. 우리는 주의 깊은 관찰을 통해 행동의 결과를 분명하게 볼 수 있는 능력을 갖게 되었다.

독자들이여, 이 책을 통해 당신의 가장 건강한 상태를 체험하

고, 나아가 최고의 방법으로 당신을 위한 계획을 세울 것을 희
망한다. 당신은 당신의 최고 전문가다.

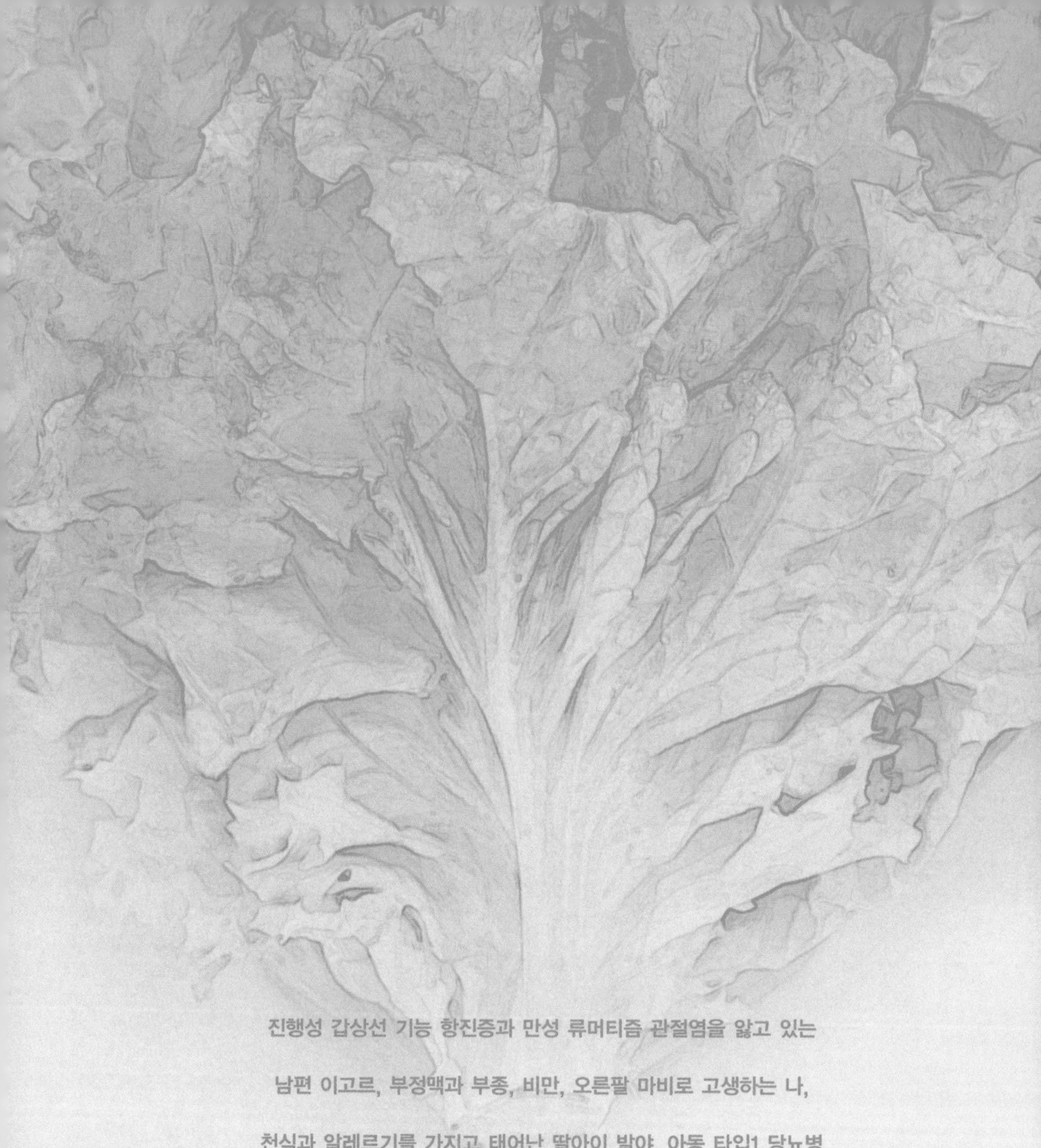

진행성 갑상선 기능 항진증과 만성 류머티즘 관절염을 앓고 있는

남편 이고르, 부정맥과 부종, 비만, 오른팔 마비로 고생하는 나,

천식과 알레르기를 가지고 태어난 딸아이 발야, 아동 타입1 당뇨병

진단을 받은 아들 세르게이까지. 이런 우리 가족에게 희망이

찾아왔다. 모든 인간의 영양적 필요에 적합한 특별한 음식 그룹을

발견한 것이다. 푸성귀! 우리는 생식만이 우리가 가야 할 유일한

길이라고 믿으며 생식을 생활화하기 위해 노력했다. 본격적인

푸성귀 식생활이 시작된 것이다.

제2장

우리의 생식 계획에 빠져 있는 것

나의 남편과 두 아이, 그리고 나는 1994년 1월부터 11년 이상을 오직 생식만 해 왔다. 끔찍한 질병에서 회복할 기회를 주지 않은 의사 때문에 철저한 절망감에 사로잡혀 우리 가족은 극단적인 식생활을 계속했다.

남편 이고르(Igor)는 어렸을 때부터 끊임없이 질병에 시달려 왔다. 열일곱 살 때 그는 이미 아홉 번이나 수술을 받은 상태였다. 진행성 갑상선 기능 항진증과 만성 류머티즘 관절염 때문에 서른여덟 살의 그는 이미 총체적인 건강 파멸 상태에 있었다. 관절염으로 몸을 구부리는 것이 힘들었기 때문에 비가 오는 날이면 항상 남편의 신발 끈을 묶어 줘야만 했다. 이고르의 심박수는 140＋였고, 눈에서는 늘 눈물이 흘렀고, 손은 항상 떨렸다. 이고르는 끊임없이 피곤해하고, 항상 아프다고 했다. 심지어 남편의 갑상선을 담당한 의사는 여생을 휠체어에서 보낼 준비를 하라는 말까지 했다.

나는 나의 아버지를 돌아가시게 한 것과 같은 질병인 부정맥(不整脈, arrhythmia)이라는 진단을 받았다. 다리는 부종(浮腫, edema)으로 인해 계속 붓고, 130kg이나 나가던 체중은 더 불어나기만 했다. 밤이면 오른팔이 마비되는 고통 속에서 내가 죽으면 어린아이들은 어쩌나 하는 고민을 했다. 항상 피곤하고 우울한 날의 연속이었다.

딸 발야(Valya)는 천식과 알레르기를 가지고 태어났다. 밤새 심한 기침을 하는 날도 있었다. 아들 세르게이(Sergei)는 아동 타입1 당뇨병이라는 진단을 받았다.

어느 날, 밤을 새워 울던 나는 우리가 특별한 결과를 얻기 위해서는 특별한 행동을 해야 한다는 결심을 하게 되었다. 그것은 우리가 여러 가지 치료법을 행하기 막 시작한 때로, 그 생각은 결국 생식주의자가 되자는 결론으로 이어졌다. 그때까지만 해도 우리 가족은 생식 식단을 만드는 방법을 전혀 몰랐고, 솔직히 말해 관심도 없었다. 하지만 취사용 화덕의 스위치를 내리고 모든 조리 과정을 중단함으로써 우리는 우리의 목줄을 조이고 있던 모든 불치병에서 해방될 수 있었다.

우리 가족의 건강 상태는 빠른 속도로 개선되었다. 100일이 지난 즈음에는 우리 가족 모두 4만 명의 다른 주자들과 함께 볼더 보울더(Bolder Boulder : 매년 5월 마지막 월요일에 있는 미국의 현충일인 메모리얼 데이를 기념하기 위해 보울더 지역에서 개최되는

10km 마라톤) 대회에 참가할 수 있었다.

세르게이의 혈당은 새로운 다이어트 방법과 꾸준한 조깅 덕분에 서서히 안정을 되찾아 갔다. 생식을 하기 시작한 뒤로 그에게는 어떠한 형태의 당뇨 증상도 나타나지 않았다. 우리는 세르게이의 상태가 그렇게 빨리 좋아졌다는 점이 신기하기도 했지만 이전보다 훨씬 건강해졌다는 점에 더 크게 놀랐다. 이에 대해서는 나의 또 다른 책《생식 가족 : 놀랄 만한 실화(Raw Family : A True Story of Awakening)》에 자세히 기록되어 있다.

하지만 생식주의자가 된 뒤 몇 년이 지나 가족 모두의 건강이 안정기에 접어들면서 치유 과정은 더 이상 진척을 보이지 않았다. 아니 오히려 후퇴하고 있다는 느낌까지 들기 시작했다. 완전 생식을 한 지 7년 정도 되자 종종 기존의 식단에 불만을 표출하

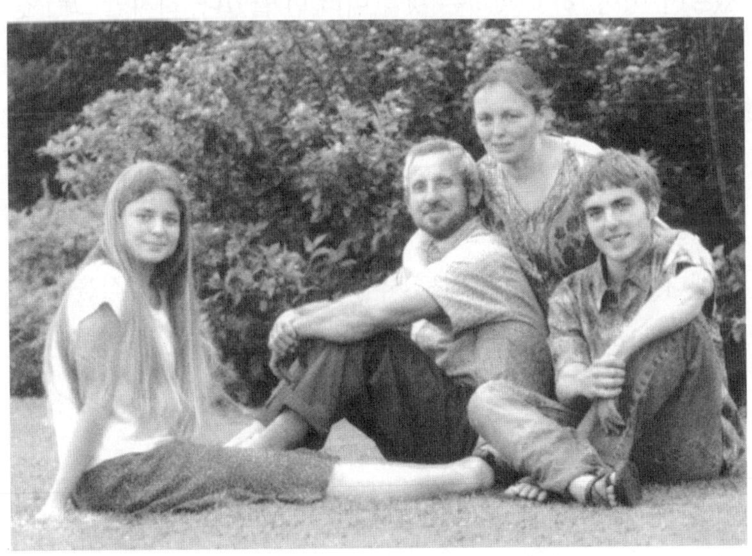

부텡코 가족(왼쪽에서부터) 발야, 이고르, 빅토리아, 세르게이

는 일도 생겨났다. 내 경우 음식을 먹고 난 뒤 위가 묵직해지는 기분이 들곤 했는데, 특히 드레싱을 뿌린 샐러드를 먹고 난 뒤에 더욱 그랬다. 결국 나는 푸성귀 섭취량을 줄이고, 대신 과일과 견과류 섭취량을 늘렸다. 그러자 체중이 다시 불어나기 시작했다. 남편의 경우 흰머리가 부쩍 눈에 띄게 늘어났다. 우리 가족은 식단에 혼란을 느꼈고, 또 다시 '뭘 먹어야 하는가?' 라는 의문에 사로잡혔다. 이따금씩 배고픔이 느껴지는 날이 있었지만 전형적인 생식 식단에 우리가 먹을 수 있도록 '허락된' 그 어떤 음식—과일, 견과류, 종실류, 곡류, 말린 과일—도 추가하고 싶지 않았다. 샐러드, 특히 드레싱을 뿌린 샐러드는 맛있긴 했지만 몸을 피곤하게 하고 졸음이 쏟아지게 했다. 말 그대로 덫에 걸린 느낌이었다. 나는 이고르가 냉장고 안을 들여다보면서 "이것들을 먹었으면……." 하고 말하는 것을 여러 번 들었다. 하지만 그런 생각은 오래 가지 않았다. 우리는 모든 것을 과식 탓으로 돌리고 금식과 운동, 등산, 그리고 더 많은 일을 통해 먹거리를 새롭게 할 수 있었다. 우리 가족은 생식만이 우리가 가야 할 유일한 길이라고 믿으며 생식 습관을 유지하기 위해 노력하고 서로를 격려했다. 많은 사람들이 어느 시점에 이르면 100% 생식을 포기하고 조리한 음식을 올릴 것인가 말 것인가를 두고 고민하는 것을 많이 봐 왔다. 하지만 우리 가족은 서로가 서로를 위해 노력하고 격려한 덕분에 생식을 꾸준히 지속할 수 있었다.

그러는 중에도 내 마음속에는 불타는 듯한 의문이 계속되었다. 그것은 '우리의 생식 식단에 뭔가 빠진 것이 있나?' 하는 것이었다. 그 답은 바로 나왔다. "아니, 그 무엇도 생식 요법보다 나을 수는 없어."였다.

하지만 비록 사소한 것이긴 해도 우리의 건강을 방해하는 원치 않는 징조들이 나타나곤 했는데, 사마귀나 흰머리 등이 그것이다. 사마귀와 흰머리는 생식 요법의 완전성에 대해 의심과 의문을 가져왔다. 아이들이 치아 상태가 악화되어 가고 있다고 호소해 왔을 때 마침내 나는 건강이라는 수수께끼 외에는 아무것도 생각할 수 없는 상태에 도달했다. 나는 우리의 식단에서 무언가 빠진 것이 없는지를 끈질기게 물어보며 주변 사람들을 몰아 갔다. 그러는 한편 인간을 위해 존재하는 모든 식품에 관한 데이터를 수집하기 시작했다. "찾아라, 그리하면 발견할 것이다."라고 말씀하신 할머니의 말처럼 말이다.

많은 시행착오와 잘못된 추측을 거쳐 드디어 나는 해답을 찾았다. 모든 인간의 영양적 필요에 적합한 특별한 음식 그룹을 발견한 것이다. 푸성귀!

사실 우리 가족은 푸성귀를 충분히 섭취하고 있지 않았던 것이다. 아니, 우리 가족은 푸성귀를 좋아하지 않았다. 푸성귀가 건강에 중요하다는 것은 알고 있었지만 식단에 얼마나 많은 양을 첨가해야 하는지는 정확하게 알고 있지 못한 것이다. 그저 가능하면 많이 섭취하라는 모호한 추천만 들었을 뿐이다. 나는 우리가 얼마나 많은 양의 푸성귀를 섭취해야 하는지를 알아내기 위해 침팬지의 식습관을 연구하기로 결심했다. 침팬지를 실험 대상으로 삼은 것은 인간과 가장 가까운 동물이기 때문이다.

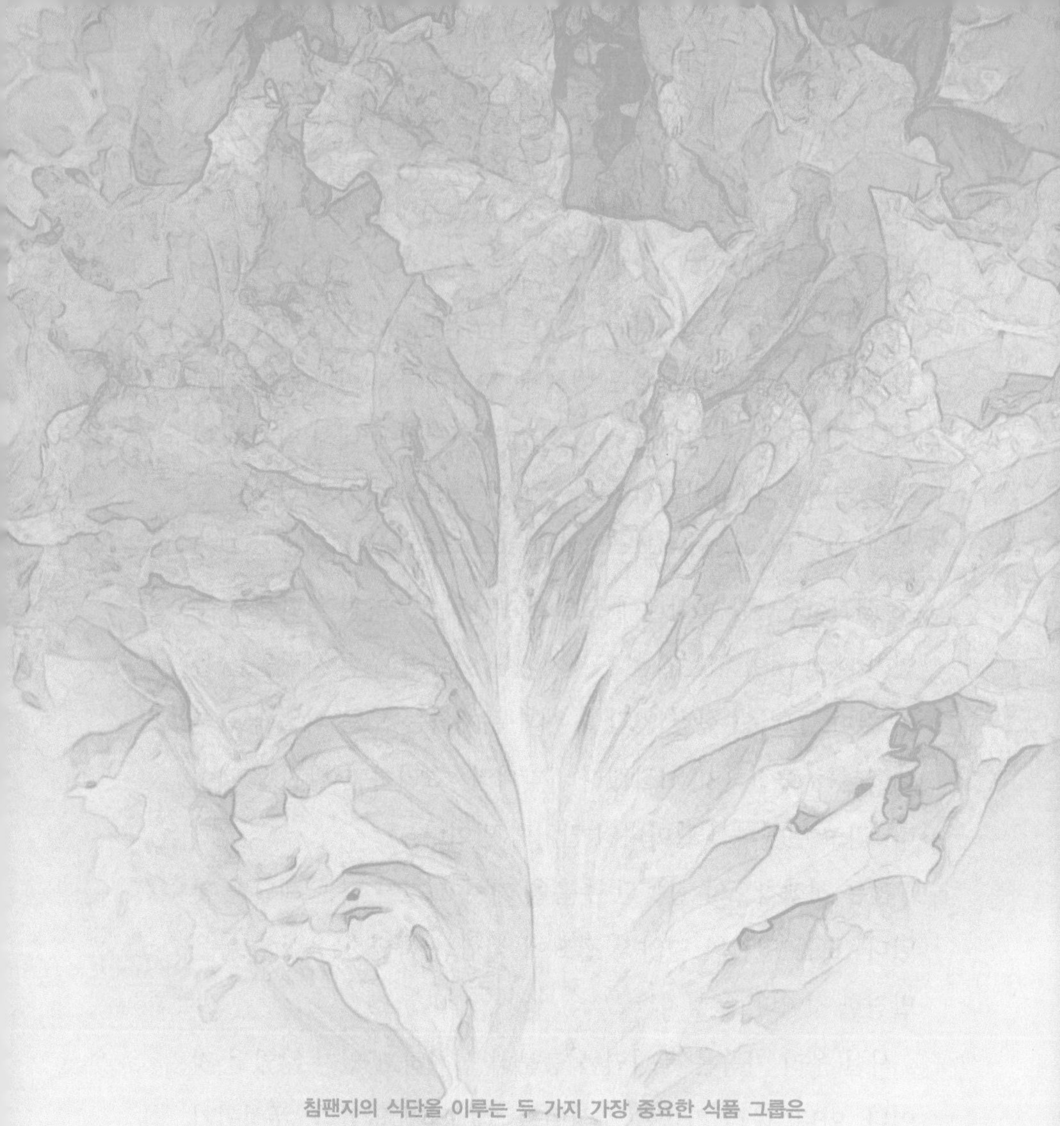

침팬지의 식단을 이루는 두 가지 가장 중요한 식품 그룹은

'과일'과 '푸성귀'다. 미국 표준 식단과 침팬지의 식단은 완전히

다르다. 인간이 주로 조리된 녹말 식품, 기름, 버터, 요구르트, 치즈,

햄버거를 즐기는 반면 침팬지는 푸성귀와 꽃, 껍질 안쪽, 나무

껍질, 씨앗류, 곤충류, 과일을 먹는다. 침팬지의 식단은 '인간의

식단은 무엇으로 이루어져야 하는가?', '원래 그것은

무엇이었는가?' 하는 질문에 대한 답을 제시해 준다.

제3장

침팬지는 어떻게 먹는가?

침팬지는 인간과 매우 비슷하다. 워싱턴 센트럴 대학교(Washington Central University)의 '침팬지와 인간 교류 협회'의 과학자들은 심지어 '침팬지는 사람으로 분류되어야 한다.'[1]고 주장하기도 한다. 침팬지의 행동을 면밀히 연구한 결과 침팬지가 대부분의 사람들이 알고 있는 것보다 훨씬 더 똑똑하다는 결론에 이른 것이다. WCU의 연구원들에 의하면 침팬지는 인간이 낌새채지 못하는 언어와 문화를 가지고 있다고 한다. 30년 이상의 연구 결과에 의하면 그들만의 몸짓 언어를 사용한다는 것이다.

WCU의 연구원들은 이렇게 주장한다. "침팬지 사회의 기술과 소통 방법이 문화라고 정의할 수 있는 새로운 증거가 있다. 침팬지의 인식 능력이 지성적인 면에서나 감정적인 면에서 모두 인간과 매우 유사하다는 것을 우리는 안다. 그러므로 어떤 온당 대부분의 의학 연구 기관에서는 침팬지와 인간이 유사하다는 데 동의한다. 그런데 불행하게도 바로 이런 이유 때문에 침팬지들을 과학 실험에 이용되고 있다. 다음의 인용문들을 보자.

"현대인과 침팬지의 DNA 구조는 99.4%가 동일하여 다른 어떤 동물의 종(種, species)에 각각 대하는 것보다 서로의 사이를 더 긴밀하게 만든다."[3]

"침팬지는 다른 어떤 동물보다 인간과 많이 닮았다. 인간의 뇌는 침팬지의 그것과 아주 비슷하다. 인간과 원숭이의 가장 큰 차이는 해부학상의 차이가 아니라 행동의 차이에 있다."[4]

"침팬지는 인간과 똑같은 A-B-O식 혈액형을 가지고 있어서 조직 이식의 적합성 연구나 간염 연구, 그리고 다른 의학적 연구에 이용된다."[5]

"비인간 영장류(靈長類, nonhuman primates)는 에이즈나 간염, 말라리아, 그리고 만성 퇴행성 질환인 파킨슨병이나 알츠하이머병과 같은 중요한 감염성 질환의 이해와 치료, 예방에 관한 생물 의학의 연구에 결정적인 역할을 한다. 인간에 가까운 비인간 영장류의 계통 발생적 관계는 새로운 약품과 백신의 안전성, 그리고 효율성 테스트를 위한 통로를 열어 줄 뿐만 아니라 인간

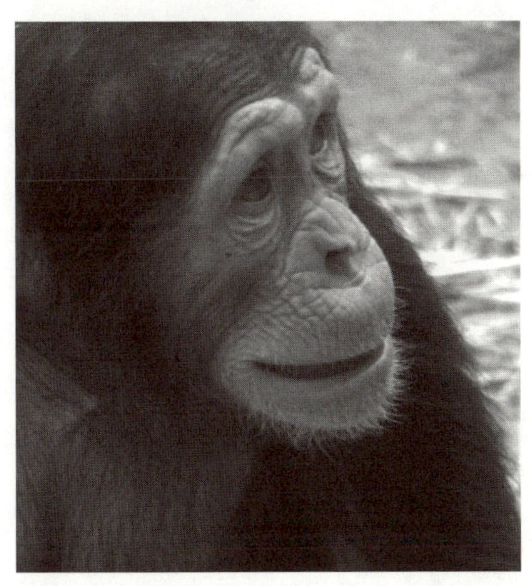

의 전염병과 유전병을 위한 새로운 유전인자를 기반으로 한 치료법의 가능성 평가를 위한 희망을 제공해 주기도 한다.”[6]

“비인간 영장류는 인간 생태학과 행동 연구를 위한 탁월한 모델인데, 인간과 가까운 계통 발생적 관계 때문이다. 생물 의학 연구 분야에서 그들을 사용하는 것은 의학이 발전하는 데 결정적인 역할을 한다. (다음의 것들을 포함하여) Rh 인자의 발견과 소아마비 바이러스 백신의 개발, 그것들의 사용은 사실상 의학의 모든 분야로 확장되어 왔다.”[7]

만약 침팬지와 인간이 그토록 긴밀한 관계라면, 그리고 이 유사성에 관한 연구가 우리의 건강에 그토록 중요하다면, 어째서 인간은 그 연구를 양방향으로 적용하지 않는가? 인간에게 나타날 수 있는 가장 나쁜 질병을 침팬지에게 집어넣으면서 그들로부터 배우지 않는다면 어떻게 될 것인가? 그들을 아프게 만드는 대신 왜 우리 몸은 건강하게 만들지 않는가? 어째서 그들이 무엇을 먹는지조차도 알아보려고 하지 않는가?

나는 인터넷 서점에 접속하여 침팬지의 식습관과 생활 양식에 관해 기술된 책과 DVD를 구입했다. 그리고는 제인 구달 대학교(Jane Goodall University)에 질문을 담은 편지를 보냈다. 나는 침팬지들이 있는 큰 동물원 세 곳을 방문하여 사육사들과 많은 이야기를 나누고, 침팬지들의 생활 방식을 유심히 관찰했다. 그 결과 침팬지에 대한 내 생각을 완전히 바꿔 놓은 매혹적인 사실을 발견했다. 그것은 침팬지들이 미국 수화법(ASL)을 사용할 수 있는 방법을 습득할 수 있다는 사실이었다.

"이중 맹검(二重盲檢, double-blind, 의료 효과를 조사하기 위해 투약 받거나 치료받는 사람이 누구인지를 피실험자나 연구자에게 알리지 않고 실험하는 방법)의 조건에서 침팬지들이 인간 관찰자들에게 미국 수화법으로 정보를 주고받는다는 사실을 발견한 것이다. 그들은 자연 언어의 범주로 정보를 보내기 위해서 몸짓을 사용한다. 예컨대 어떤 '개' 라고 하면 DOG, 어떤 '꽃' 이라고 하면 FLOWER, 어떤 '신발' 이라고 하면 SHOE의 수화법 몸짓을 사용하는 것이다. 침팬지는 주변 사건의 전형적인 과정에 관하여 인간, 그리고 자기들끼리 의사 전달을 하기 위한 몸짓을 체득하고, 그것을 자발적으로 이용한다. 심지어 새로운 몸짓을 고안해 내거나 신기한 항목에 은유적인 명칭을 붙이기 위해 몸짓을 결합하는 능력을 과시하기도 한다. 예를 들면 무(radish)를 'CRY HURT FOOD(눈물나게 만드는 음식)'이라거나 수박 (watermelon)을 'DRINK FRUIT(마시는 과일)'로 부르는 식이다. 이중 맹검의 조건에서 침팬지들은 기발한 전치사구들을 깨닫고 만들어 낼 수 있으며, 목소리로 내는 영단어를 이해할 수 있으며, 그들의 미국 수화법(ASL) 주석으로 낱말을 번역할 수 있으며, 심지어 그들의 몸짓 기술을 인간의 간섭 없이 다음 세대에게 전수할 수도 있다.

침팬지의 놀이 행동은 그들이 인간과 같은 양태의 상상적 놀이를 한다는 것을 보여 준다. 그들은 침팬지 대 침팬지의 대화를 수행하고, 혼자 있을 때는 자기 스스로에게도 몸짓을 보낸다는 사실도 증명되었다. 대화의 연구는 침팬지가 인간과 같은 방법으로 대화를 하고 또 지속한다는 것을 보여 준다. 또한 침팬지들은 오해가 생기면 그것을 수정하는 능력도 가지고 있다. 혼자 있을 때는 스스로에게 몸짓을 하고, 심지어 우리는 침팬지가 자는 동안에도 몸짓을 한다는 것을 관찰했다."[8]

침팬지에 대해 공부하면서 나는 침팬지를 매우 좋아하게 되었다. 그들의 지성적인 본성을 이해할수록 의학 실험실의 좁은 공간에 갇혀 지내야 하는 1,500마리의 침팬지들에게 미안한 생각이 들었다.

하지만 이렇게 꾸준한 연구와 노력에도 불구하고 인간의 건강은 계속해서 악화되어 가고 있다. 많은 영양학자들이 인간의 건강 문제를 영양 결핍과 연관지어 생각한다. 인간은 자연적으로 먹는 방법을 조금씩 잃어 왔다. 그것이 이 세상에 우리와 가까운 다른 종(種)이 있다는 사실을 내가 고맙게 생각하는 이유다. 특히 나는 아프리카 탄자니아 지방의 곰베(Gombe) 골짜기에 수천 마리의 침팬지가 살고 있다는 사실을 알고 매우 기뻤다. 여기서 특히 주목할 것은 곰베의 침팬지들 대부분이 문명과 접촉한 경험이 없다는 것이다. 이것은 인간에게 큰 행운이다! 그것은 우리에게 주어진 가장 중요한 질문, 즉 '인간의 식단은 무엇으로 이루어져야 하는가?', '원래 그것은 무엇이었는가?' 하는 질문에 대한 답을 찾을 수 있는 희망을 주기 때문이다.

침팬지의 식습관을 이해하는 것은 인간의 식단에 필요한 식품을 이해하는 데 도움을 줄 것이다. 내가 제인 구달의 책에서 얻은 자료를 기초로 하여 만든, 야생 침팬지들의 가장 평균적인 식단을 보기 바란다.

오른쪽 표에서도 확인할 수 있듯이 침팬지의 식단을 이루는 두 가지 가장 중요한 식품 그룹은 과일과 푸성귀다. 푸성귀를 당근이나 비트, 감자 같은 뿌리채소와 혼동하지 말기 바란다. 오이나 토마토, 주키니 호박, 피망처럼 달지 않은 과일과도 혼동하지 말기 바란다.

침팬지들은 가뭄이나 기근이 들었을 경우에만 뿌리채소를 대체 식품으로 이용한다.[9] 세계적으로 유명한 침팬지 연구가인 제인 구달에 따르면 "침팬지들이 그들의 다른 식단과 관련하여 푸성귀를 먹는 데 소비하는 시간은 계절에 따라서 25~50%로 다

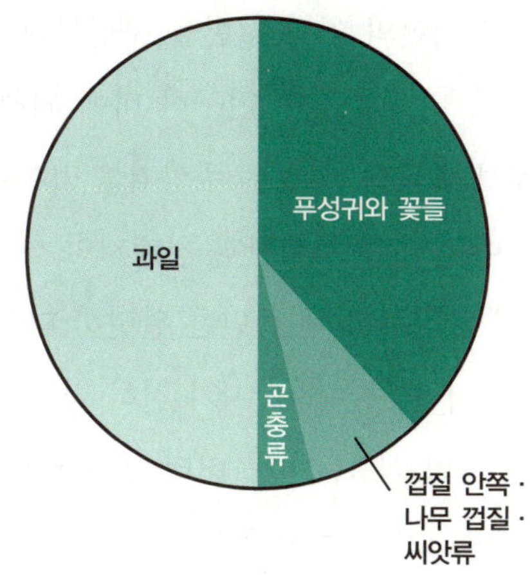

양하다."[10]고 한다. 침팬지 식단의 2~7%는 껍질 안쪽 부분과 나무 껍질이다(껍질 안쪽 부분은 섬유질이 풍부하다.). 그리고 꽃을 피우는 3~4월이 되면 꽃 섭취량이 10%까지 증가한다. 견과류는 아주 많이 먹는 편우 아니지만 식단의 5% 정도는 차지한다. 그리고 11월이 되면 약간의 곤충과 어떤 경우 작은 동물을 섭취하는데, 제인 구달은 이 부분에서 침팬지들의 식단이 불규칙하고 사소하다고 말한다. 그것은 침팬지가 동물성 식품을 전혀 먹지 않고도 수개월을 보낼 수 있고, 그로 인해 아무런 나쁜 영향도 나타나기 않기 때문이다. 야생 침팬지가 곤충과 다른 동물을 섭취하는 비율이 전체의 1%를 넘지 않는다는 사실을 밝혀 낸 다른 연구 결과도 있다.[11]

내 기억에 의하면 침팬지들은 늘 손에 바나나나 오렌지를 들고 있는 것으로 묘사되어 있었다. 이것이 침팬지는 과일만 먹는다는 생각을 하게 만든 결정적인 원인이 되었다. 그런 상황에서 푸성귀가 침팬지 식단의 거의 절반을 구성한다는 사실을 알게 된 것은 혁명이나 다름없었다. 연구한 바에 의하면, 인간은 내가 생각했던 것보다 훨씬 더 많은 푸성귀를 먹어야 한다.

그럼 여기서 미국의 표준 식단과 침팬지의 식단을 비교해 보자. 아래 표에서 보다시피 두 식단은 완전히 다르다. 공통된 것이 거의 없다. 우리 인간은 침팬지가 전혀 먹지 않는 것을 주로 먹는데, 조리된 녹말 식품, 기름, 버터, 요구르트, 치즈, 햄버거 같은 것들이다. 우리가 먹는 채소 대부분이 뿌리채소인 데 반해 야생 침팬지는 가뭄이나 기근이 들었을 경우를 제외하고는 뿌리채소를 거의 먹지 않는다는 것도 확인할 수 있다. 특히 인간의 식단에서 가장 눈에 띄는 것은 푸성귀 섭취 부분이다. 우리가 푸성귀를 섭취하는 것은 기껏해야 샌드위치에 두 장 정도 넣는 냉동 상추가 전부다.

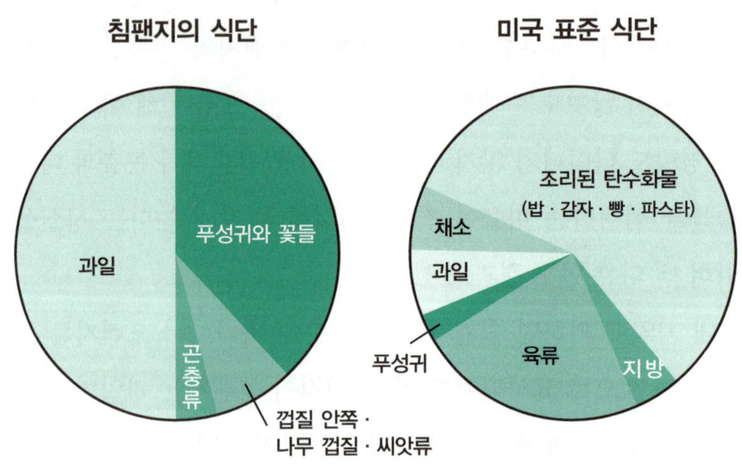

　이제는 미국 표준 식단과 전형적인 생식주의자들의 평균 식단을 비교해 보자.

　나는 생식 식단이 정규 식단에 비해 훨씬 개선되어 있는 상태라고 본다. 첫째, 생식 식단에 포함된 모든 재료는 조리 과정을 거치지 않은 데다 효소와 비타민이 풍부하다. 이는 미국 표준 식단과 비교해 볼 때 혁명과도 같은 것이다. 많은 사람들이 생식을 한 지 얼마 지나지 않아 몸이 좋아지는 것을 느꼈다고 말하는 것이 이를 증명해 준다. 특히 피망이나 오이, 주키니 호박, 토마토 등의 과채류를 과일의 범주에 포함시킨다면 생식주의자들이 일반인에 비해 많은 양의 과일을 먹는다는 것을 알 수 있다. 이처럼 생식주의자는 일반인에 비해 푸성귀 섭취량이 많지만 그렇다고 해도 전체 식사 비율의 45%를 넘지는 않는다. 그렇다면 생식주의자들은 그들이 놓친 푸성귀 대신 무엇을 먹을

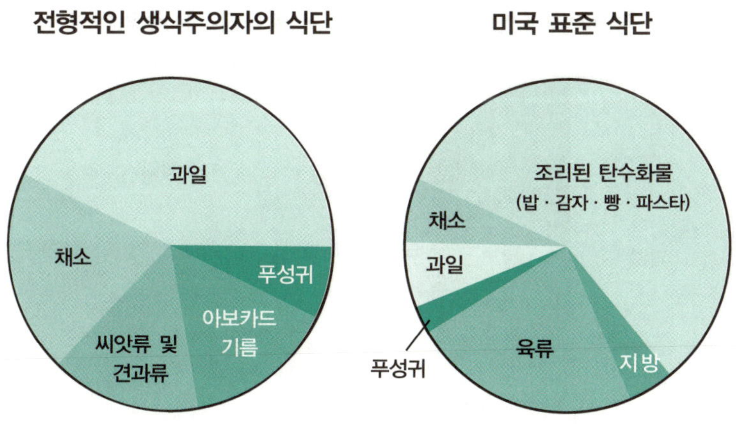

까? 바로 과일과 견과류, 그리고 씨앗류다. 종종 그들은 견과류를 탄수화물 대용으로 섭취하기도 하는데, 특히 날것 그대로 조리한 요리를 섭취할 때 그렇다. 견과류에는 70~80%의 지방이 함유되어 있긴 하지만 말이다. 또한 생식주의자들은 기름과 아보카도 섭취량이 많은데, 이는 그들이 샐러드를 즐기는 가장 보편적인 방법이 드레싱이나 소스 또는 과콰몰리(guacamole, 아보카도 으깬 것에 양파, 토마토, 고추 등을 섞어 만든 멕시코 요리)를 이용하는 것이기 때문이다.

전형적인 생식 식단에서 또 한 가지 주목할 것은 주스로 이용되는 뿌리채소다. 특히 뿌리채소는 푸성귀보다 맛이 달콤해서 샐러드의 큰 부분을 차지하고 있다.

이 모든 사항들을 고려해 보면 전형적인 생식 식단과 침팬지의 식단이 우리의 식사 패턴을 개선해 줄 수 있다는 사실을 알

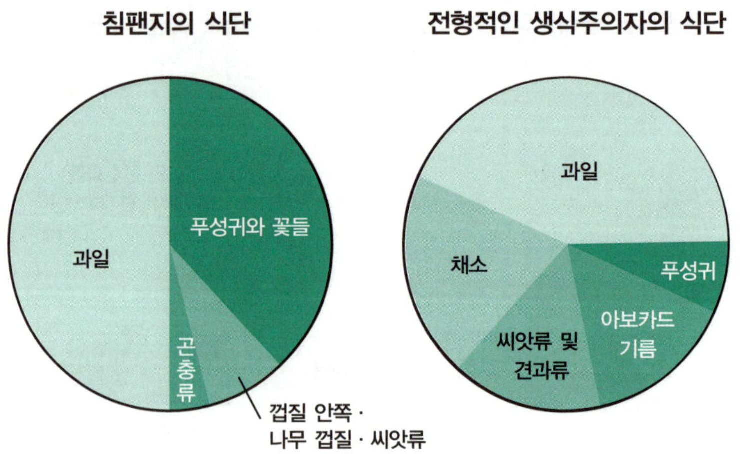

수 있다. 그것은 푸성귀 섭취량은 늘리되 견과류와 씨앗류, 그리고 기름류의 섭취량은 줄이는 것이다.

예를 들면 우리 가족이 섭취하는 과일의 양을 기준으로(1인당 하루에 1.8~2kg 정도) 나는 한 사람당 진녹색 푸성귀를 두 단 정도 먹을 필요가 있다고 생각한다.

침팬지의 식사에서 보이는 또 한 가지 특성은 결코 늦은 오후나 저녁에는 먹지 않는다는 것이다. 침팬지들의 기상 시간은 매우 빠르다. 잠에서 깬 침팬지는 우리(nest) 밖으로 나와 몇 분간 서로의 몸을 손질해 주고 음식을 찾아 나선다. 음식을 얻기 위해서는 열심히 일해야 하는데, 나무에 올라가거나 관목을 뒤지는 것이 그것이다. 아침에는 주로 과일이나 나뭇잎을 먹는다. 그리고 4시간 정도가 지나면 1~2시간 정도 놀이를 즐기거나 햇빛 아래서 잠을 자는 등 휴식을 취한다. 그런 다음 다시 먹기 시작하는데, 오후 3~4시까지는 대개 푸성귀를 먹고, 그런 다음에는 잠을 자기 위해 우리를 손질한다.

하지만 나의 식사 패턴은 침팬지와 매우 대조적이다. 일단 나는 정오나 어떤 경우 더 늦은 시간까지 아무것도 먹지 않고 오후나 저녁 무렵이 되어서야 음식을 먹곤 했다. 지금 나는 오후 6시 이후에는 먹지 않으려고 노력하고 있다. 하지만 긍정적인 결과를 경험하고, 체중이 줄어든 것을 보고서야 늦은 시간에 음식을 먹지 않는 것이 중요하다는 것을 알게 되었다. 그와 동시에 식욕을 억제하는 것이 생각했던 것보다 훨씬 어려운 일이라는 사실도 깨달았다. 나는 이것을 스트레스 탓으로 돌려 버리곤 했다.

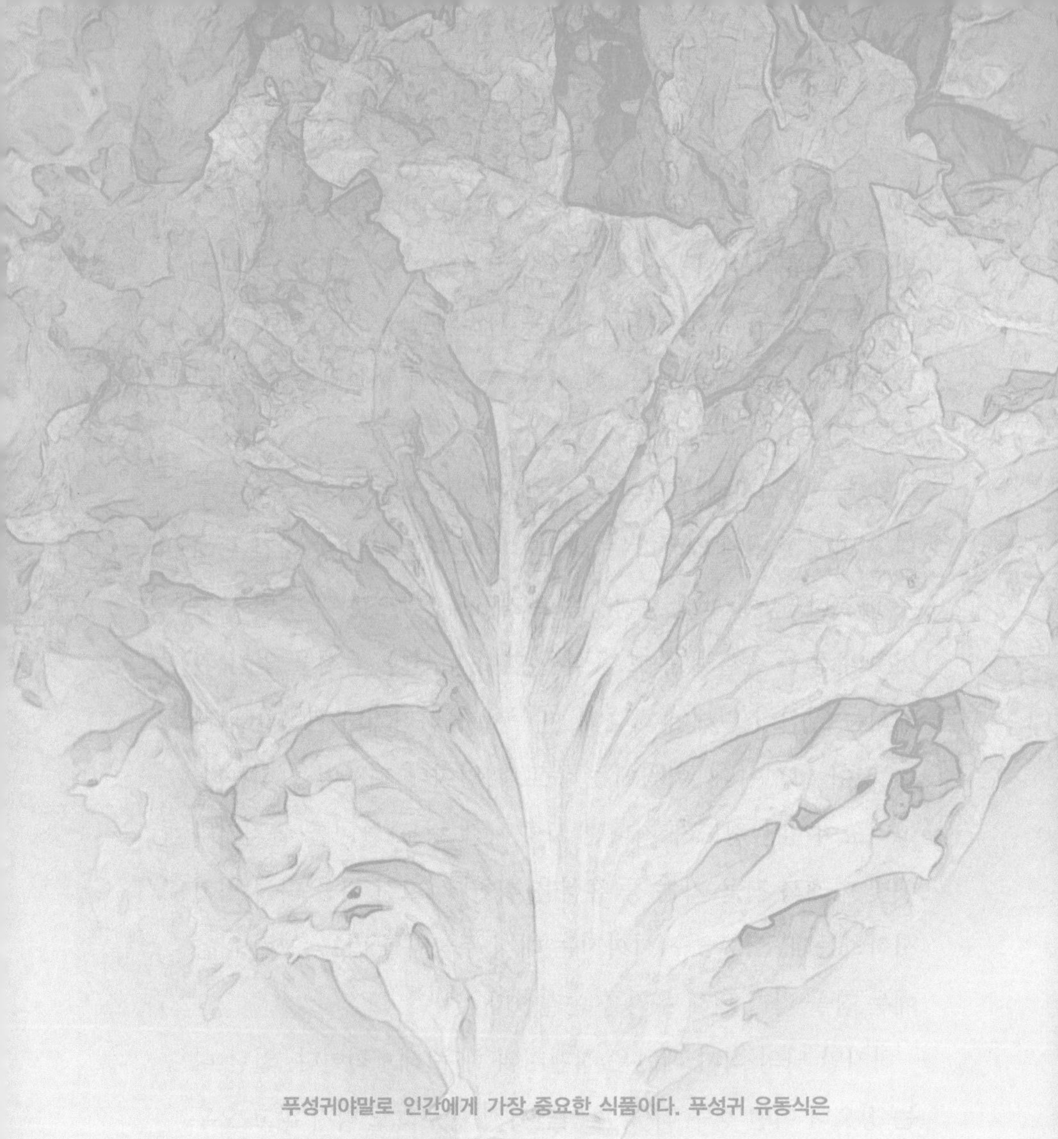

푸성귀야말로 인간에게 가장 중요한 식품이다. 푸성귀 유동식은

내가 지금껏 경험해 보지 못한 색다른 맛이었다. 그것은 한 단어로

묘사할 수 있다. 신선함(Freshness)!! 푸성귀를 섭취할수록 몸이

가뿐해지고 에너지가 풍부해지는 등 긍정적인 변화가 나타나는

것을 느꼈다. 그와 동시에 입맛이 바뀌기 시작했다. 이른바 좋지

않은 음식에 대한 갈망이 사라지기 시작한 것이다. 그렇다, 인간의

몸은 푸성귀를 갈망한다.

제4장

푸성귀 유동식 혁명

연구 과정에서 나는 침팬지들이 정말로 푸성귀를 사랑한다는 사실을 알게 되었다. 동물원에 있는 침팬지들에게 신선한 아카시아 가지와 부드러운 야자나무 잎, 케일 등을 주자 그들은 매우 흥분했다. 그 눈빛이 매우 인상적이어서 나는 가까운 숲으로 가 아카시아 나뭇잎 먹기에 도전했다. 그러나 그것은 내 입에 전혀 맞지 않았고, 오히려 다른 의문을 안겨 주었다. 푸성귀를 먹는 것이 의무처럼 느껴진 것이다. 나는 곰곰이 생각했다. '나만의 푸성귀를 먹어야 한다.'고.

어느 날 나는 나만의 푸성귀를 이용해 주스를 만들어 마시는 걸로 스스로를 '속여' 보려고 했다. 푸성귀로 주스를 만들어 한 잔 마시고는 2~3일간 스스로를 칭찬한 것이다. 맛있는 생 드레싱을 만들어 푸성귀에 첨가해 보기도 했다. 그것은 내가 푸성귀

를 즐기는 또 다른 방법이었다. 하지만 두 단이나 되는 케일이
나 시금치를 먹는다는 것은 정말이지 쉬운 일이 아니었다.

　나는 푸성귀를 좋아하지 않았지만 남편은 어느 정도 참아 내
는 듯했다. 남편은 고기와 빵을 많이 먹을 것을 장려하는 시절
에 성장했다. 그로 인해 러시아에 사는 동안 우리는 식료품 가
게에서 푸성귀를 본 적이 거의 없다. 기껏해야 여름이 되어 농
부들이 딜(dill)이나 파슬리, 골파(green onion) 정도를 가지고
나와야만 살 수 있었다. 여름에 두 번인가 상추를 본 기억이 있
는데, 그마저도 드물고 이국적인 기억으로 남아 있다.

　나는 푸성귀의 영양학적 내용에 관해 읽으면서 푸성귀야말로
인간에게 가장 중요한 식품이라는 사실을 확신하게 되었다. 건
강해지는 데 필요한 최적의 양을 충분히, 그리고 그것을 즐길
방법을 찾을 수 있다면!

　나는 샐러드나 그 상태 그대로 많은 양의 푸성귀를 먹어 보려
고 노력했다. 하지만 내 몸은 그것을 받아들이지 않았다. 푸성
귀를 강판에 갈아 두 잔 정도를 마시고 나면 영락없이 가슴앓이
를 하거나 메스꺼움 증상이 나타나곤 했다.

　어느 날, 생물학에 관한 책을 읽던 나는 놀랄 만큼 내구성을
지닌 식물 조직에 흥미를 가지게 되었다. 그것은 식물의 주요
성분으로 알려져 있는 섬유소로, 이는 지구상에서 가장 강한 분
자 구조 가운데 하나다. 푸성귀는 다른 어떤 식품군보다 가치
있는 영양소를 가지고 있다. 그리고 이 모든 영양소는 세포 안
에 저장되어 있다. 이 세포들은 강력한 재료들로 구성되어 있는

데, 이는 동물에게 먹히기 않기 위한 식물의 자기 보호 수단으로 보인다. 세포 내에 들어 있는 유용한 영양소를 풀어 놓기 위해서는 세포벽이 터질 필요가 있다. 그러나 이 억센 세포를 터뜨리기란 쉽지 않다. 이것이 바로 우리가 푸성귀를 오랫동안 씹어 먹는 것이 생각보다 힘들고, 영양적으로 큰 만족을 느끼지 못하는 가장 큰 이유일 것이다. 다시 말해 식물의 유효 성분을 섭취하기 위해서는 크림과 같은 농도가 될 때까지 천천히, 그리고 오래 씹어 먹어야 한다는 말이다.

그리고 여기에 한 가지 더 덧붙이자면, 식물의 미네랄과 비타민을 소화하기 위해서는 위의 산 농도가 pH 1~2 정도로 강해야 한다.

이 두 가지 조건은 푸성귀의 영양을 효율적으로 소화·흡수하는 있어 절대적으로 필요한 요소다. 내가 처음 푸성귀 먹기에 도전했을 때, 나는 분명 그것을 충분히 씹지 않았을 것이고, 위산 농도도 충분하지 않았을 것이다. 그 결과 나는 별로 유쾌하지 않은 소화 징후들을 경험해야만 했고, 푸성귀들을 싸잡아 싫어하게 되었다.

게다가 수십 년간 가공 식품 위주의 식사를 해 온 현대인은 음식을 정상적으로 씹는 능력을 상실해 버렸다.[12] 그 결과 턱은 많이 약해졌고, 심지어 어금니를 뽑은 뒤에는 치열 받침을 끼워야 하는 상황에 이르고 말았다.[13] 즉 조직이 단단한 섬유소를 충분히, 그리고 오랫동안 씹기에는 이미 약해진 것이다. 나는 담당 치과의에게 여러 번에 걸쳐 치아를 조심스럽게 다루라는 말과 함께 과일을 먹을 때는 무턱대고 깨물어 먹지 말고, 당근이나 사과는 갈아서 섭취하라는 권고를 들어 왔다. 내 주변만 둘러보아도 많은 사람들이 치아가 빠져 고생하거나 그로 인해 치아를 충전(充塡)하거나 의치(義齒)를 하고 있다. 이 모든 상황들은 우리가 푸성귀를 충분히 씹어 먹는 것을 불가능하게 만든다.

바로 이것이 내가 푸성귀를 '씹어 먹으려고' 결정한 이유다. 그리고 가능하면 고속 믹서를 사용하길 권한다. 나의 경우에는 비타믹스(vitamix)라는 제품을 이용하고 있는데, 고속 믹서일수록 회전 속도가 빨라 섬유소를 효과적으로 분해해 준다.

일단 나는 믹서에 물과 케일 한 다발을 넣고 돌렸다. '눈 딱 감고 코 막고 마시면 된다.' 는 생각이었다. 그러나 뚜껑을 열기 무섭게 닫아 버리고 말았다. 강한 갯보리 냄새가 역겨웠던 것이다. 짙은 녹색, 아니 검은색에 가까운 그 액체를 나는 도저히 먹을 수 없었다. 이리저리 머리를 굴리다 바나나 몇 개를 넣어 다시 돌렸다. 그리고 그것은 마법의 시작이었다! 천천히, 그리고 약간 불안한 마음으로 뚜껑을 열어 냄새를 맡아 보았다. 그런데 이게 웬일인가. 밝은 녹색의 이 혼합 음료에서 아주 기분 좋은 냄새가 나는 것 아닌가. 나는 그것을 잔에 따라 조심스럽게 맛을 보았다. 그것은 기분을 들뜨게 만들었다. 맛있는 정도를 넘어선 것이었다! 지나치게 달지도 않고 쓰지도 않았다. 내가 지금껏 경험해 보지 못한 색다른 맛이었다. 나는 그것을 한 단어로 묘사했다. 신선함(Freshness)!!

4시간에 걸쳐 나는 내가 만든 푸성귀 주스를 모두 마셔 버렸다. 거기에 들어간 재료는 케일 한 다발, 바나나 4개, 그리고 물 1L가 전부였다. 새로운 맛에 흥미를 느낀 나는 주스를 더 만들었다. 그날은 내가 태어나 처음으로 하루 동안 두 단의 푸성귀를 먹어치운 첫 번째 날이다. 게다가 기름이나 소금을 전혀 첨가하지 않은 상태 그대로 마셨다. 새로운 경험을 한 것이다. 위장이 편안해지는 느낌과 듦과 동시에 목표를 달성하게 된 것이 뿌듯하고 행복했다.

이것이 2004년 8월의 일이다. 푸성귀에 대한 딜레마를 해결하는 일은 예상외로 간단했다. 게다가 이 방법으로 푸성귀를 섭취하는 것은 많은 시간과 노력이 들지 않았기 때문에 나는 날마다 푸성귀와 과일을 믹스하는 실험을 계속할 수 있었다.

또 한 가지, 여기서 인정하고 넘어갈 것이 있는데, 푸성귀를 믹스하는 아이디어는 내게 새로운 것이 아니었다는 것이다. 11년 진, 나와 우리 가족이 미시간에 있는 Creative Health Institute(CHI, 창의적 건강 협회)에서 연구하던 당시 우리는 에너지 수프, 즉 새싹 채소와 아보카도, 사과를 믹스한 주스가 놀라운 치료 효과를 가지고 있다는 사실을 알게 되었다. 이 수프는 생식 생활 양식의 개척자인 앤 위그모어(Ann Wigmore) 박사가 고안해 낸 것이다. 하지만 이러한 영양적 특성에도 불구하고 연구소에 있는 대부분의 사람들조차 이 에너지 수프를 몇 숟가락 먹지 못했는데, 입맛에 전혀 맞지 않았기 때문이다.

나는 에너지 수프의 효과에 대해 기술한 추천서에 깊은 감명을 받았다. 그래서 집으로 돌아와 에너지 수프의 맛을 개선하기 위한 실험에 착수했다. 그것은 우리 가족이 원하는 바이기도 했다. 완벽한 에너지 수프를 만들기 위한 나의 마지막 도전은 어느 날 발야가 뒤뜰에서 세르게이에게 하는 소리를 듣는 순간 끝났다. "빨리 도망쳐! 엄마가 또 푸성귀로 옥수수죽 같은 걸 만들고 있어!"

순간 에너지 수프의 뛰어난 치료 효과에도 불구하고, 또 사람들이 그것을 먹기 원하고, 그 필요성을 알고 있음에도 불구하고 사람들 스스로 그것을 규칙적으로 만들어 먹게 할 수는 없다는 생각이 들었다.

에너지 수프가 소개된 지 11년이 지나 그것에 대해 거의 잊어버리고 있던 상황에서 완전히 새로운 방식으로 푸성귀 믹스에 관한 생각이 돌아왔다는 사실이 놀라웠다. 처음 푸성귀 유동식을 마시기 시작했을 때 나는 그 사실을 누구에게도 알리지 않았다. 내 몸에 특별한 일이 일어나리라고도 전혀 예상치 못했다. 건강상에 큰 문제가 없었기 때문에 그 어떤 극적인 변화를 바란 것도 아니다. 다만 눈에 띌 정도로 노화가 진행되지 않기만을 원했을 뿐이다. 하지만 한 달 가량 불규칙적으로 푸성귀 유동식을 마시고 난 뒤 어렸을 때부터 내 몸에 있던 반점 두 개가 사라지고 사마귀 한 개가 떨어져 나가는 경험을 했다. 몸도 이전보다 훨씬 가뿐해졌다. 나는 가족과 친구들과 그 경험을 나누기 시작했다.

또 한 가지 변화는 견과류나 크래커 같은, 특히 저녁이 되면 더욱더 생각이 나곤 하던 음식들에 대한 갈망이 완전히 사라졌다는 것이다. 신기하게 얼굴의 주름살도 사라졌다. 이전과 달리 늘 활기 넘치는 모습에 사람들은 나를 칭찬하기 시작했다. 손톱은 튼튼해지고 시력은 향상되고 놀라울 정도로 입맛이 좋아지고 아침에 일어나는 것도 힘들지 않았다(오히려 젊었을 때는 느껴보지 못한 기분들을 느끼게 되었다.).

드디어 내 꿈이 이루어진 것이다. 당시 나는 매일매일 충분한 양의 푸성귀를 섭취했다. 푸성귀를 섭취할수록 몸이 가뿐해지고 에너지가 풍부해지는 것을 느꼈다. 그와 동시에 입맛이 바뀌기 시작했다. 나는 내 몸이 푸성귀를 갈망한다는 사실을 깨닫고는 몇 주 동안 전적으로 푸성귀 유동식만 섭취했다. 순수한 과일과 채소가 몸에 이롭다는 사실을 알게 되면서 기름진 음식에 대한 갈망도 극적으로 줄어들었다. 나는 모든 종류의 소금, 심지어는 해조류 섭취를 중단하는 상황까지 이르렀다.

2주가 지난 어느 날, 남편과 나는 캘리포니아의 한 오솔길을 걷고 있었다. 그런데 길을 따라 자라고 있는 잡초의 짙은 녹색을 보는 순간 갑자기 군침이 도는 것 아닌가. 그것을 뜯어먹고 싶다는 생각에 사로잡힌 것이다. 나는 결국 내가 그동안 관찰한 것에 대해 이고르에게 이야기했다. 그는 흥분하지 않고 조용히 내 말을 들어 주었다. 그는 최근 들어 내가 색다른 무언가를 먹고 있다는 사실을 알고 있었던 것이다. 각종 채소와 아보카도, 바다 소금, 양파, 거기에 올리브유를 첨가한 샐러드를 만드는 대신 상추를 자르고 토마토를 썰고 레몬 주스를 뿌리며 콧노래를 불렀던 것이다. 게다가 이전에 먹던 것들을 그리워하기는커

녕 오히려 그 새로운 방식에 만족하고 있었다. 인간의 몸은 푸성귀를 갈망한다는 사실을 깨달은 것이다!

나를 놀라게 한 또 다른 변화가 있었다. 나는 피곤할 때마다 건강에 도움이 되지 않는 음식을 갈망하곤 했었다. 예를 들면 여행 중 비행기 안에서 밤을 보내거나 밤새 운전을 한 날, 소화가 잘 안 되는 날이면 오랫동안 먹지 못한 음식이나 어렸을 때 먹었던 러시아 음식에 대한 갈망에 시달리곤 했다. 그런 열망은 아주 강력하게 나를 자극했다. 그 충동을 이기지 못하는 날은 크래커를 곁들인 치즈를 만들어 먹거나 아무리 늦은 시간이라도 견과류를 실컷 먹곤 했다. 나는 다른 사람들도 나와 비슷한 경험이 있다는 얘기를 여러 번 들었다.

또한 예전에는 퇴근이 늦은 날도 아랑곳하지 않고 스트레스를 해소하기 위해 책을 읽거나 비디오 한 편을 즐기고 잠자리에 드는 생활을 즐겼다. 습관적으로 사과 등의 과일이나 견과류 한 줌 정도를 먹으면서 말이다. 이제와 돌이켜 보건대, 그렇게 하면서도 포만감은 느끼지 못했다. 가능하면 먹지 않으려고 했지만 그것은 오히려 스트레스가 되었고, 머릿속에는 먹고 싶은 음식이 계속해서 떠올랐다.

푸성귀 유동식을 마시기 시작하면서 나는 그러한 갈망이 사라졌다는 것을 깨달았다. 그러한 변화는 나보다 남편이 먼저 알아차렸다. 힘들게 일하고 퇴근한 저녁, 나는 편히 쉬거나 가만히 앉아 책을 읽거나 가벼운 이야기를 나누는 것만으로도 만족한 반면 남편은 아직도 먹을 것을 갈망하고 있었던 것이다. 내가 이전에 비해 행복해 보이고, 눈에 띄게 건강이 좋아진 것을 보면서 남편은 나와 함께 푸성귀 유동식을 섭취하는 데 동참했다. 그때부터 그는 내가 유동식을 만들고 있으면 "나도 한 잔 줘."라고 말하기 시작했다.

남편이나 나나 특별한 질환을 앓고 있지 않았던 만큼 처음에는 우리가 지나치게 흥분하고 있는 것은 아닌지, 정말로 몸이 나아진 것을 느끼고 있는 것인지 궁금했다. 그러나 우리는 곧 우리가 젊어지고 있으며, 다른 사람들 눈에도 젊어 보이기 시작했다는 사실을 알게 되었다.

겨우 두 달간 유동식을 마셨을 뿐인데 남편의 턱수염과 콧수염이 검어지기 시작한 것이다. 심지어 그를 처음 만났을 때처럼 보이기도 했다. 남편은 이 사실에 기분이 좋았는지 우리 가족 중 가장 열렬한 푸성귀 유동식 팬이 되었다. 그는 매일 아침 일어나 8~12L나 되는 유동식을 만든다. 하나는 나를 위한 것이고, 하나는 자기 자신을 위한 것이다. 그리고 또 하나는 세르게이와 발야의 몫이다. 우리 아이들의 건강 상태는 지금도 매우 양호하지만 아이들은 매일 식사에 푸성귀 유동식을 포함시킨다. 푸성귀 유동식 덕분에 아이들은 더 큰 효과를 보았다. 잠을 적게 자면서도 피곤해하지 않고, 날마다 규칙적으로 배설을 하고, 손발톱은 강해졌으며, 그리고 무엇보다도 치아 상태가 개선되었다.

다만 내가 걱정하는 것은 어느 날 갑자기 푸성귀 유동식에 싫증을 느껴 더 이상 그것을 원치 않는 날이 오면 어쩌나 하는 것이다. 유동식을 규칙적으로 마시기 시작한 지 6개월이 지난 지금까지는 그것을 기꺼이 즐기고 있지만 언제까지 계속될지 알 수 없는 일이기 때문이다. 사실 푸성귀 유동식이 식단의 80%를 차지하고 있는 만큼 유동식을 빼고는 나의 삶을 상상할 수 없다. 유동식에 추가하여 나는 아마로 만든 크래커와 샐러드, 과일 그리고 가끔씩 씨앗류를 먹기도 했다. 그리고 늘 신선한 유동식을 마시기 위해 사무실에도 믹서를 비치해 두었다. 나를 찾아온 친구나 고객들은 내 컴퓨터 옆에 놓여 있는 커다란 푸성귀 컵을 보았고, 나는 그들을 새로운 발견의 본보기로 생각하게 되었다. 만족스럽게도, 그들은 모두 푸성귀 유동식을 좋아했다.

솔직히 말해 기대 이상의 성과였다. 몇몇 친구와 동업자는 내 사무실에서 마신 푸성귀 유동식 덕분에 건강이 개선되었다는 말을 전해 오기도 했다. 절대 농담이나 과장이 아니다. 나와 함께 일하는 웹디자이너는 유동식을 불규칙적으로 마셨음에도 불구하고 두 달 사이에 몸무게가 7kg이나 빠졌다. 그때부터 그녀는 생식에 큰 관심을 갖기 시작했다. 길 건너편에 있는 사무실의 여성도 거의 매일 하루 한 잔씩 푸성귀 유동식을 마신 결과 습진이 없어졌다고 했다. 사무실 근처 우체국 직원도 내가 만든 푸성귀 음료를 좋아했다.

이런 긍정적인 평판에 힘을 얻어 나는 〈푸성귀 유동식에 붙여〉라는 제목의 글을 써서 주소록에 있는 모든 사람들에게 이메일을 보냈다. 메일을 보냄과 동시에 나는 내 친구와 학생들, 그리고 고객들에게 강력하고 긍정적인 답장과 추천장을 받았다.

그것을 보며 푸성귀 유동식에 대해 더 많은 연구를 해야겠다는 사명감을 느꼈다. 심지어 푸성귀 유동식이 가진 여러 가지 효과가 그것을 마신 모든 사람들에게 명백한 효과로 나타나고, 그것을 마시는 사람들이 푸성귀의 물결처럼 일어나며, 그 수가 매일매일 증가하는 행복한 상상에 빠지기도 했다.

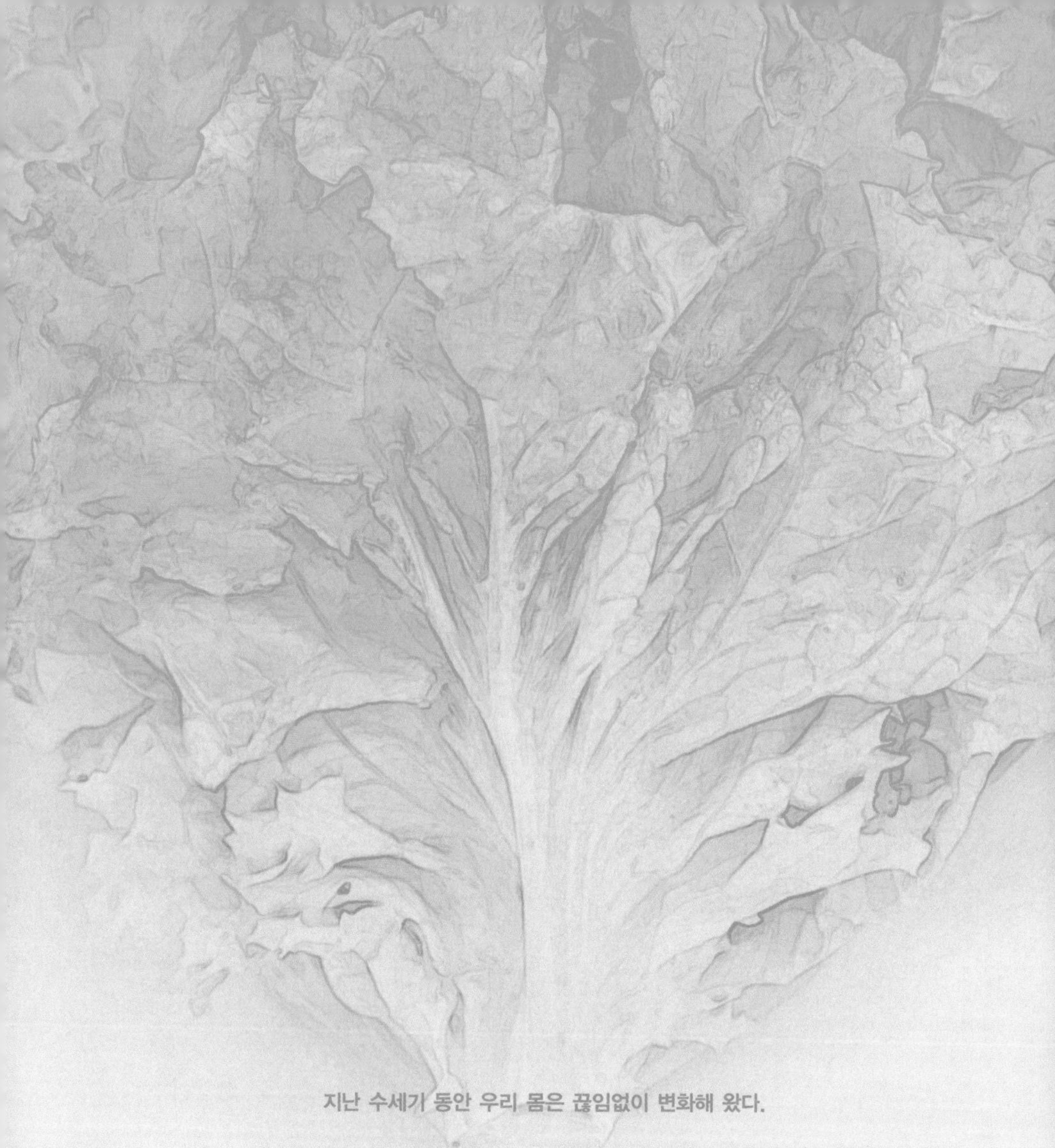

지난 수세기 동안 우리 몸은 끊임없이 변화해 왔다.

문제는 가공된 식품이 가공하지 않은 자연 그대로의 식품보다 더

강하게 입맛을 자극한다는 데 있다. 우리 몸이 설탕이나 카페인

음료, 밀가루 같은 좋지 않은 음식을 원한다는 것은 항상성이

일그러졌다는 것을 의미한다. 그렇다면 '무엇을 먹어야 하는가?',

'좀 더 건강해지기 위해 아이들에게 무엇을 먹여야 하는가?'

그 해답은 푸성귀 유동식에 있다.

제5장

푸성귀를 즐기는 것이
힘든 이유

"만일 녹색 채소의 냄새가 베이컨만큼 좋아진다면 기대 수명은 급속하게 늘어날 것이다." ─더그 라슨(Doug Larson)

푸른 잎 채소는 식품 피라미드 내 별도의 그룹에 단 한 번도 포함된 적이 없다. 그것은 인간이 푸른 잎 채소를 진짜 식품으로 인정한 적이 없기 때문이다. 당근의 잎줄기는 뿌리보다 영양가가 높지만 잎줄기는 토끼나 양, 소의 먹이라는 고정관념 때문에 샐러드에는 거의 사용하지 않는다. 당근에서 가장 영양이 많은 부분을 동물의 먹이로 주거나 쓰레기통에 버린 것이다.

인정하건대, 뿌리가 잎줄기보다 훨씬 맛있는 것은 사실이다. 이는 뿌리에 더 많은 당분과 수분이 들어 있기 때문이다. 반면 잎줄기는 그 안에 들어 있는 풍부한 영양소 때문에 쓴맛이 난다. 다음에 나오는 도표들은 세 가지 식품, 즉 비트, 파슬리, 순무의 뿌리보다 잎이 영양학적으로 우월하다는 것을 보여 준다.[14] 뿌리가 잎보다 풍부한 것은 단지 칼로리, 탄수화물, 그리

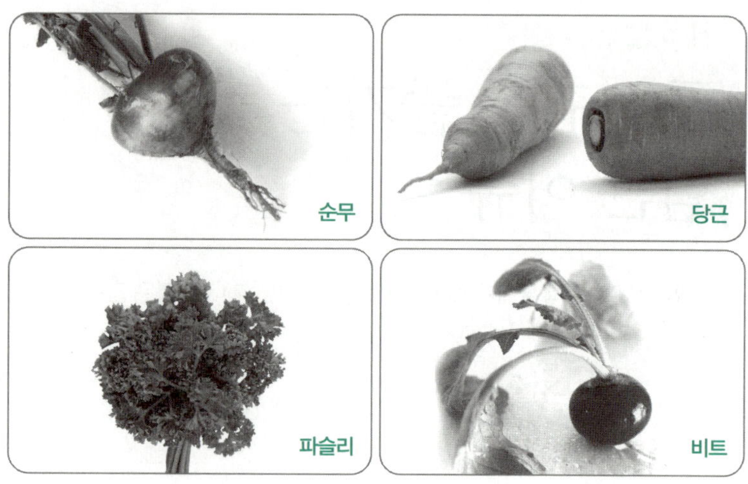

고 당분(순무는 제외)이다. 이것이 우리로 하여금 잎보다 뿌리가 더 맛있다고 느끼게 하는 요소다. 나는 당신이 이들 수치 중 몇 가지에 주목하기를 바란다. 예를 들면 비트 잎줄기에 들어 있는 칼슘의 양은 뿌리의 7배이고, 비타민A의 양은 무려 192배나 된다. 심지어 순무 잎의 비타민K 함량은 뿌리의 2,500배에 이른다. 이처럼 잎과 뿌리에 들어 있는 영양소의 차이는 매우 명백하고, 반박의 여지가 없다. 많은 사람들이 만성적인 영양 결핍을 경험하면서도 영양가가 높은 식품, 그리고 뿌리채소의 잎줄기를 버리고 있다는 사실은 참으로 아이러니하지 않은가?

여기서 자연스럽게 한 가지 의문이 생긴다. 왜 푸성귀는 입맛에 맞지 않는가? 인간의 몸은 신체가 필요로 하는 것을 갈망할 만큼 충분히 지혜롭지 못한가? 나는 지금껏 살아오면서 푸성귀를 사랑하고 갈망하는 사람을 겨우 몇 명 만났을 뿐이다. 그들

뿌리채소와 푸성귀의 영양학적 비교 - 비트 100g

영양소	뿌리	잎줄기
칼로리	43.00	22.00
단백질(g)	1.61	2.20
총 지방(g)	0.17	0.13
탄수화물(g)	9.56	4.33
총 섬유질(g)	2.80	3.70
총 당분(g)	6.76	0.50
칼슘(mg)	16.00	117.00
철(mg)	0.80	2.57
마그네슘(mg)	23.00	70.00
인(mg)	40.00	41.00
칼륨(mg)	325.00	762.00
나트륨(mg)	78.00	226.00
아연(mg)	0.35	0.38
구리(mg)	0.08	0.19
망간(mg)	0.33	0.39
셀렌(mg)	0.70	0.90
비타민C(mg)	4.90	30.00
티아민(mg)	0.03	0.10
리보플라빈(mg)	0.04	0.22
니코틴산(mg)	0.33	0.40
비타민B$_6$(mg)	0.07	0.11
엽산－전체(mcg)	109.00	15.00
식품－엽산(mcg)	109.00	15.00
엽산－DFE(mcg_DEF)	109.00	15.00
비타민B$_{12}$(mcg)	0.00	0.00
비타민A(IU)	33.00	6326.00
레티놀(mcg)	0.00	0.00
비타민E(mg)	0.04	1.50
비타민K(mcg)	0.20	400.00
포화지방(g)	0.03	0.02
불포화지방(g)	0.03	0.03
중합포화지방(g)	0.06	0.05
콜레스테롤(mg)	0.00	0.00

영양소	뿌리	잎
칼로리	75.00	36.00
단백질 (g)	1.20	2.97
총 지방 (g)	0.30	0.79
탄수화물 (g)	17.99	6.33
총 섬유질 (g)	4.90	3.30
총 당분 (g)	4.80	0.85
칼슘 (mg)	36.00	138.00
철 (mg)	0.59	6.20
마그네슘 (mg)	29.00	50.00
인 (mg)	71.00	58.00
칼륨 (mg)	375.00	554.00
나트륨 (mg)	10.00	56.00
아연 (mg)	0.59	1.07
구리 (mg)	0.12	0.15
망간 (mg)	0.56	0.16
셀렌 (mg)	1.80	0.10
비타민C (mg)	17.00	133.00
티아민 (mg)	0.09	0.09
리보플라빈 (mg)	0.05	0.10
니코틴산 (mg)	0.70	1.31
비타민B$_6$ (mg)	0.09	0.09
엽산—전체 (mcg)	67.00	152.00
식품—엽산 (mcg)	67.00	152.00
엽산—DFE (mcg_DEF)	67.00	152.00
비타민B$_{12}$ (mcg)	0.00	0.00
비타민A (IU)	0.00	8424.00
레티놀 (mcg)	0.00	0.00
비타민E (mg)	1.49	0.75
비타민K (mcg)	22.50	1640.00
포화지방 (g)	0.05	0.13
불포화지방 (g)	0.11	0.29
중합포화지방 (g)	0.05	0.12
콜레스테롤 (mg)	0.00	0.00

영양소	순무	잎줄기
칼로리	28.00	32.00
단백질(g)	0.90	1.50
총 지방(g)	0.10	0.30
탄수화물(g)	6.43	7.13
총 섬유질(g)	1.80	3.20
총 당분(g)	3.80	0.81
칼슘(mg)	30.00	190.00
철(mg)	0.30	1.10
마그네슘(mg)	11.00	31.00
인(mg)	27.00	42.00
칼륨(mg)	191.00	296.00
나트륨(mg)	67.00	40.00
아연(mg)	0.27	0.19
구리(mg)	0.09	0.35
망간(mg)	0.13	0.47
셀렌(mg)	0.70	1.20
비타민C(mg)	21.00	60.00
티아민(mg)	0.04	0.07
리보플라빈(mg)	0.03	0.10
니코틴산(mg)	0.40	0.60
비타민B_6(mg)	0.09	0.26
엽산－전체(mcg)	15.00	194.00
식품－엽산(mcg)	15.00	194.00
엽산－DFE(mcg_DEF)	15.00	194.00
비타민B_{12}(mcg)	0.00	0.00
비타민A(IU)	0.00	0.00
레티놀(mcg)	0.00	0.00
비타민E(mg)	0.03	2.86
비타민K(mcg)	0.10	251.00
포화지방(g)	0.01	0.07
불포화지방(g)	0.01	0.02
중합포화지방(g)	0.05	0.12
콜레스테롤(mg)	0.00	0.00

말에 의하면 그들이 어렸을 때 부모가 사탕이나 튀김 같은 자극적인 음식을 주지 않았다고 한다. 나는 그들을 세상에서 가장 행운아라고 생각한다. 그들은 신선한 오이 한 조각과 상큼한 토마토 한 개에 열광하고, 깍지완두를 보며 군침을 삼킨다. 그중 한 명인 바네사는 이렇게 말한다. "나는 단순한 음식이 가장 맛있어요. 당신은 그것을 자연 상태 그대로 먹어 보기 전까지는 그 음식의 진정한 참맛을 느낄 수 없을 거예요. 자연 상태 그대로 먹어 봐야만 참맛을 느낄 수 있죠. 엄마와 나는 파티에 가면 보통 치즈 조각 밑에 있는, 장식용으로 놓아 둔 채소를 먼저 먹어요. 치즈 위에 케일이 있는 날은 정말 만족스럽죠."

하지만 한껏 기대를 하고 파티에 갔는데 오이나 토마토, 콩, 심지어 푸성귀만 잔뜩 나온다면 대부분의 사람들은 크게 실망할 것이다. 사실 몸이 설탕이나 카페인 음료, 밀가루 음식을 원한다는 것은 항상성(恒常性, homeostasis, 신체 내의 균형을 유지하려는 경향)이 일그러졌다는 것을 의미한다.

지난 수세기 동안 인간의 몸은 끊임없이 변화해 왔다. 가공된 식품이 가공하지 않은 자연 그대로의 식품보다 더 강하게 우리를 입맛을 자극하고 있다. 하지만 그것이 아무리 맛있다 해도 초콜릿과 파스타만 먹어서는 건강해질 수 없다는 것을 누구나 인정할 것이다.

내가 연구한 바에 의하면, 사람들은 생명을 위협하는 질병을 앓고 있어도 덜 자극적이거나 좀 더 순하거나 쓴맛이 풍부한 식단에 쉽게 동의하지 않는다. 많은 사람들이 묻는다. '우리는 무엇을 먹어야 하는가?', '좀 더 건강해지기 위해 아이들에게 무엇을 먹여야 하는가?' 놀랍게도 푸성귀 유동식은 영양가가 매우 풍부할 뿐만 아니라 아이들도 좋아할 만큼 입맛에 맞는다.

나는 건강식을 좋아하고 간절히 원하는 우리 몸의 능력을 회복하는 것이 가능하다고 확신한다. 지금까지 자연스럽지 않은 것을 개발해 왔지만 우리는 자연 그대로의 건강식을 먹고 사는 방법을 배울 수 있다.

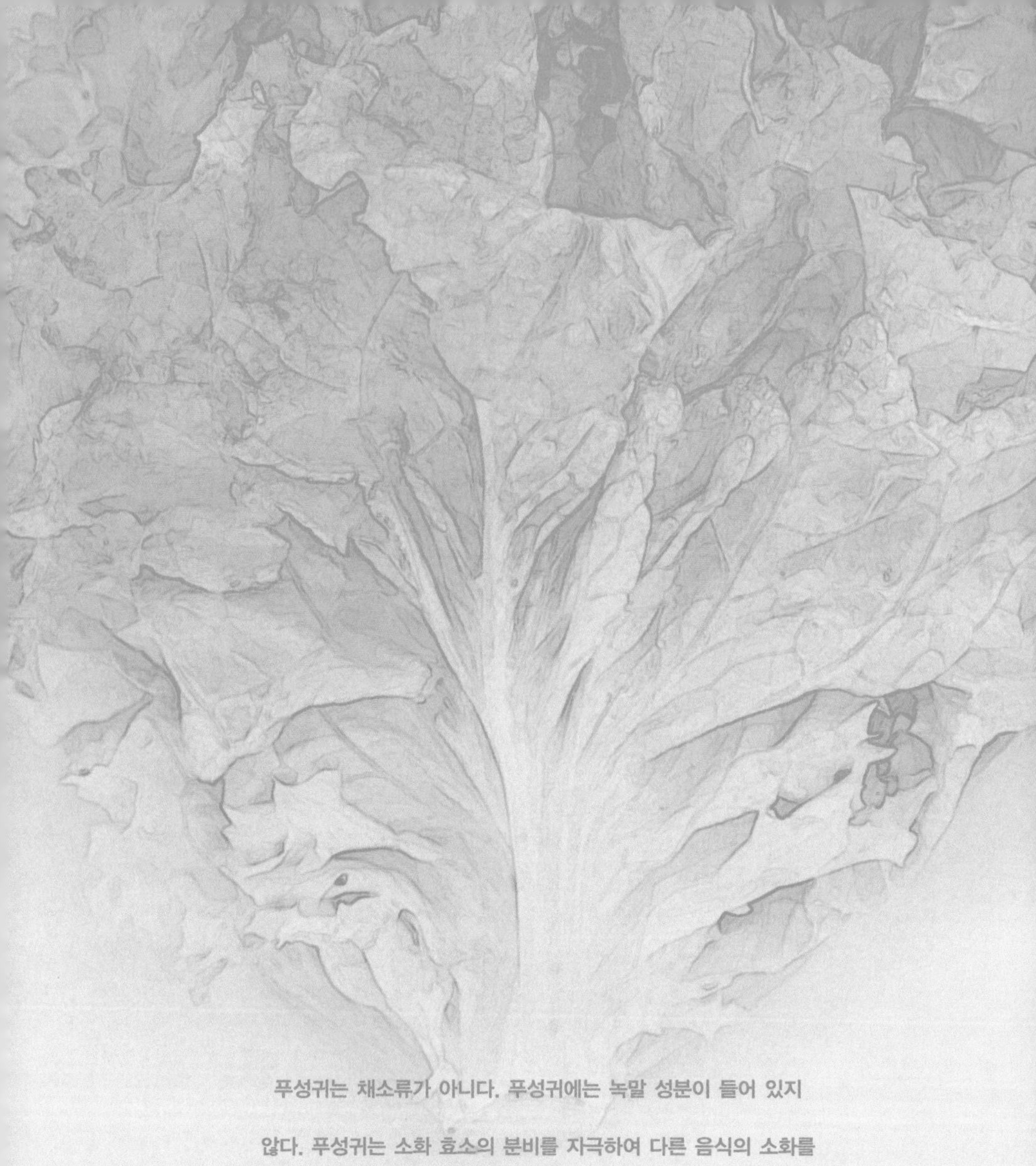

푸성귀는 채소류가 아니다. 푸성귀에는 녹말 성분이 들어 있지 않다. 푸성귀는 소화 효소의 분비를 자극하여 다른 음식의 소화를 돕는 유일한 식품 그룹이다. 그렇기 때문에 푸성귀는 어떤 식품 그룹과도 조합할 수 있다. 푸성귀는 인간을 위한 필수 식품인 동시에 인간의 영양학적 필요에 가장 완벽하게 어울리는 기초 식품 그룹이다. 지금부터라도 푸성귀를 채소류에서 분리하여 그 영양학적 가치를 찾아 주어야 한다.

제6장

푸성귀, 새로운 식품 그룹

케일이나 상추, 시금치, 당근 잎 등이 채소로 분류된다는 사실이 나는 의아하다. 왜 우리는 완전히 다른 식품 그룹을 채소라는 이름으로 부르고 있을까? 생김새도 다르고 그 속에 함유되어 있는 영양소도 다른데 말이다.

언젠가 건강 식품점에서 일하는 한 생산 관리자가 나에게 이런 불만을 토로해 왔다. 150여 가지나 되는 식품에서 특정 성분이 들어 있는 식품을 찾으려 해도 모두 한 곳, 즉 '채소' 코너에 진열되어 있기 때문에 소비자들이 혼란스럽다고 한다는 것이다. 그는 생산부에서 10년 이상을 일해 온 사람으로, 생산부가 특정한 유사성을 가진 식품을 더 작은 그룹, 예컨대 뿌리채소(당근 · 비트 · 다이콘 등), 꽃 채소(브로콜리 · 콜리플라워 · 아티초크 등), 그리고 달지 않은 채소(오이 · 주키니 호박 · 애호박 · 토마토 등)로 세분화하는 것이 합리적이라고 주장했다. 비슷한 영양소를 가진 식품끼리 진열해 놓으면 구매자가 자신에게 필요한 영양 성분이 들어 있는 식품을 더 빨리 찾을 수 있고, 소비자가 그 식품에 더 친숙해질 뿐만 아니라 채소 섭취량을 늘리는 데도 도움이 될 것이다.

사람들은 식물을 분류하는 기준에 대해 그다지 중요하지 않게 생각할 것이다. 그런데 슈퍼마켓이나 마트에 가 보면 오히려 다른 코너가 더 세세하게 분류되어 있는 것을 볼 수 있다. 예를 들어 육류 코너는 가금류·생선류·육류 등으로 나눠져 있다. 여기에 더하여 소고기·돼지고기·닭고기·분쇄 고기·뼈·부산물로 더욱 세분화되어 있는 경우도 있다. 치즈 역시 자체 분류법이 있다. 아무도 치즈와 육류를 '샌드위치' 처럼 같은 코너에 진열하지 않는다. 그렇게 하는 것이 오히려 불편하고 분명하지 않기 때문이다. 그런데 생산부에서는 이런 혼동과 잘못이 끊임없이 일어나고 있다. 어떤 경우에는 그 정도가 매우 심각한데, 심지어 건강상의 문제를 일으킬 만한 것도 있다. 한 예로 녹말성 뿌리 식품을 토마토나 장군풀의 잎자루(식용)와 같은 코너에 놓는 것은 소비자로 하여금 부적절한 식품의 조합이라는 선택을 유발할 수도 있다는 것이다. 많은 영양학자들이 적절한 식품끼리 조합하는 것이 여러 가지 면에서 효과적이라는 데 의견을 같이한다.[15] 반대로 신맛이 나는 과일이나 채소류에 감자와 같은 녹말성 덩이줄기를 조합하면 장(腸)에서 발효가 진행되거나 가스가 찰 수 있다.

그런데 지금까지는 아무런 생각 없이 푸성귀를 채소 코너에 일괄적으로 진열했고, 그로 인해 소비자들이 녹말성 채소를 푸성귀로 인식하게 하는 잘못을 저질러 왔다. 이 문제를 두고 관심 있는 많은 사람들이 내게 과일을 푸성귀에 혼합하는 것이 적절한 것인지를 묻는 편지를 보내 왔다. 그들은 '과일과 채소는 잘 섞이지 않는다.'고 했다. 그렇다. 녹말성 채소를 과일과 조합하는 것은 좋은 방법이 아니다. 그것은 장에 가스가 차게 할 수 있다. 게다가 푸성귀는 채소류가 아니다. 푸성귀에는 녹말 성분이 들어 있지 않다. 푸성귀는 소화 효소의 분비를 자극하여 다른 음식의 소화를 돕는 유일한 식품 그룹이다. 그렇기 때문에 푸성귀는 어떤 식품 그룹과도 조합할 수 있다. 여기에 한 가지 더 덧붙이자면, 침팬지들은 종종 같은 식사 시간에 같은 나무에서 과일과 나뭇잎을 따먹는다는 연구 결과가 있다. 제인 구달을 비롯한 연구자들은 우리가 '샌드위치'를 먹는 것처럼 침팬지도 과일을 나뭇잎에 둘둘 말아서 먹는 모습을 관찰했다고 한다.

푸성귀와 채소를 같은 범주로 분류함으로써 생기는 또 다른 오해가 있다. 그것은 푸성귀가 단백질의 빈약한 공급원이라는 부적절하고도 잘못된 일반화다. 아마도 많은 사람들이 푸성귀는 단백질 함량이 낮다고 생각할 것이다. 하지만 우리가 알고 있는 것과 달리(다음 장에서 자세히 소개할 것이다.) 푸성귀는 탁월한 단백질 공급원이다.

나는 지금부터라도 푸성귀를 채소류에서 분리해야 한다고 주장한다. 그동안 푸성귀는 채소류로 부정확하게 간주되어 온 탓

영양소 적정 섭취량 또는 1일 섭취 권장량[16]	케일 날것450g	명아주 날것 450g
엽산(Folic Acid) 400 mcg/day	132.0mcg	136.0mcg
니코틴산(Niacin) 16 mg/day	4.80mg	5.40mg
판토텐산 5mg/day	0.68mg	0.45mg
비타민B_2 1.3mg/day	0.68mg	0.90mg
비타민B_1 1.2mg/day	0.68mg	1.80mg
비타민A 900mcg/day	21,012.0mcg	15,800.0mcg
비타민B_6 1.3mg/day	68.00mg	8.00mg
비타민B_{12} 2.4mcg/day	자료 없음	자료 없음
비타민C 90mg/day	547.00mg	363.00mg
비타민D 5mcg/day	자료 없음	자료 없음
(적절히 햇빛에 노출되지 않는 경우를 토대로)※	아래 참조	아래 참조
비타민E 15mg/day	데이터 없음	데이터 없음
비타민K 120mcg/day	3,720.0mcg	데이터 없음

미네랄

	케일	명아주
칼슘 1,000mg/day	615.00mg	1403.00mg
철 10mg/day	7.50mg	5.40mg
마그네슘 40 mg/day	155.00mg	154.00mg
인 700mg/day	255.00mg	327.00mg
칼륨 4.7g/day	2.100 g	2.100 g
나트륨 1.5g/day	0.200 g	0.200 g
아연 15mg/day	2.00mg	1.80mg
구리 1.5mg/day	1.40mg	1.40mg
망간 10mg/day	3.40mg	3.60mg
셀렌 70mcg/day	4.0mcg	4.1mcg

※중간 정도의 피부톤을 가진 백인이 일 년 중 9개월 정도를 일주일간 2~3회
정도 얼굴과 손, 팔을 햇빛에 노출시킬 경우 비타민 D를 음식으로 섭취하는
것의 필요성은 무시해도 된다.

에 주목을 끌지 못했고, 적절한 연구도 이루어지지 않았다. 심지어 대부분의 언어에서 푸성귀를 대체할 적당한 이름조차 찾을 수 없는 실정이다. '진녹색 잎을 가진 채소'라는 이름은 '우유를 만드는 뿔 달린 동물'이라는 말과 마찬가지로 자주 사용하기에는 꽤나 길고 불편하다.

푸성귀에 관한 완전한 영양학적 데이터도 없다. 이 책을 쓰기 위해 나는 세계 여러 나라에서 출간된 책과 잡지를 구입하여 토막 정보들을 수집해야 했다. 그럼에도 불구하고 아직까지 모든 부분을 갖추지 못했다.

한 예로 나는 내가 찾은 자료 그 어디에서도 당근 잎줄기의 완전한 영양학적 내용을 발견할 수 없었다. 하지만 약간의 본질적인 결론을 이끌어 내기에는 충분할 만큼의 자료는 갖추었다고 생각한다. 다시 한번 강조하건대, 푸성귀는 인간의 영양학적 필요에 가장 완벽하게 어울리는 기초 식품 그룹이다.

왼쪽 표를 통해 미국농무부(USDA)에서 추천하는 필수 미네랄과 비타민의 목록, 그리고 케일과 명아주에 들어 있는 영양소 목록을 확인하기 바란다. 이 데이터를 토대로 나는 푸성귀가 '인간을 위한 필수 식품'이라는 결론을 내릴 수 있다.

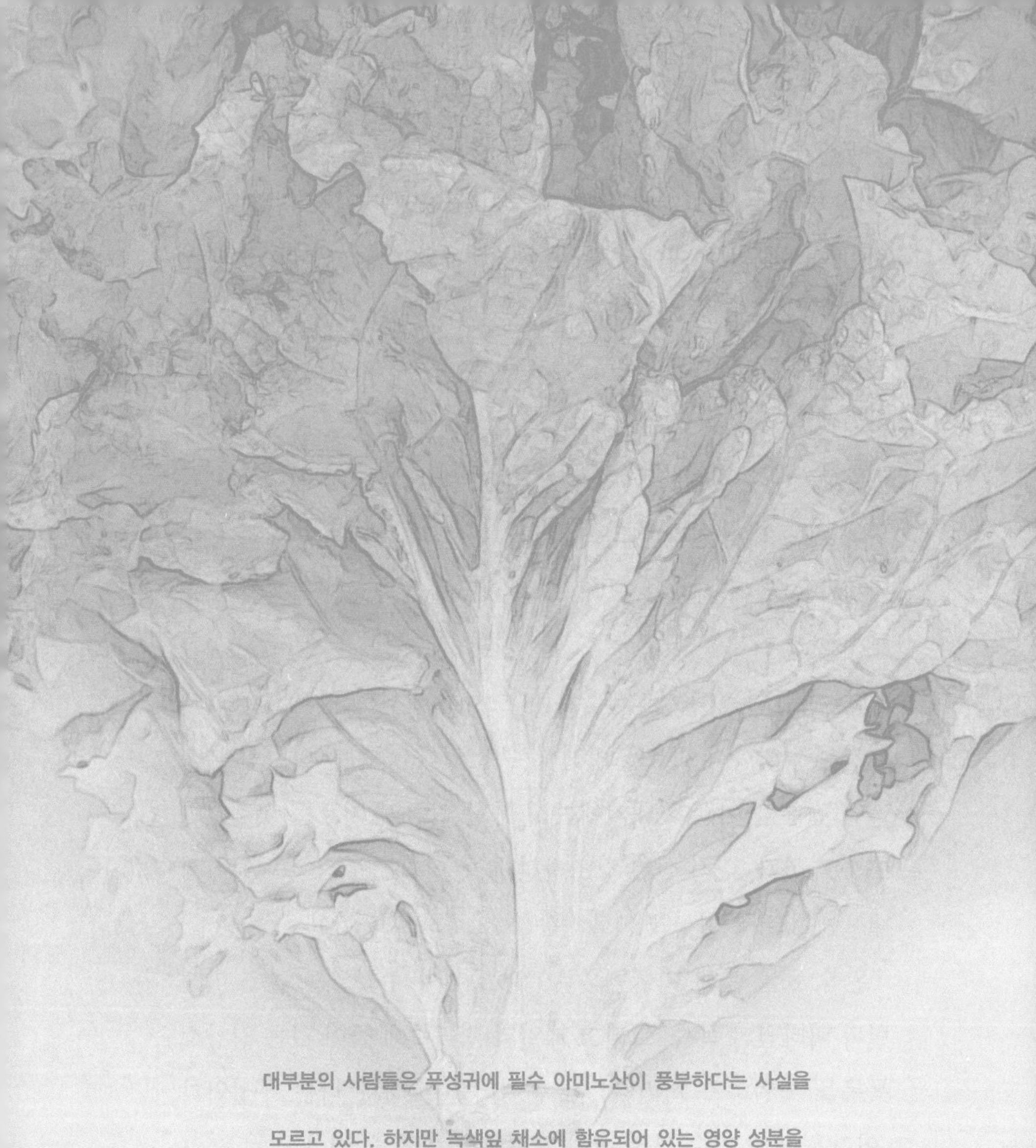

대부분의 사람들은 푸성귀에 필수 아미노산이 풍부하다는 사실을 모르고 있다. 하지만 녹색잎 채소에 함유되어 있는 영양 성분을 조사해 보면 1일 영양 권장량과 비슷하거나 더 많은 양의 필수 아미노산을 함유하고 있다. 특히 과일과 채소, 푸성귀에 들어 있는 아미노산은 육류와 유제품, 생선 등에 들어 있는 복합 단백질과 달리 개별적 아미노산의 형태로 단백질을 공급한다. 즉 푸성귀는 우리가 건강을 유지하는 데 필요한 모든 단백질을 제공한다.

제7장

푸성귀에는 단백질이 풍부하다

> "나는 과학자들이 인류에게 가능한 모든 영양분을 공급하기 위하여, 수많은 씨앗류와 이파리, 과일 속에 들어 있는 가능성에 관해 아직도 충분히 탐구하지 않았다는 의견을 진술하는 바이다." – 마하트마 간디(Mahatma Gandhi, 1869~1948)

모든 단백질 분자는 아미노산 사슬로 구성되어 있다. 인간의 식사에는 적절한 양의 9가지 아미노산이 포함되어야 하는데, 필수 아미노산은 우리 몸 스스로 합성할 수 없기 때문에 반드시 식사나 식품을 통해 보충해야만 한다.

미국 코넬대학의 영양학 교수인 T.콜린 캠벨(T. Colin Campbell)의 저서 《The China Study》를 보면 미국의 단백질 1일 권장량(RDA)이 과대 평가되어 있다는 사실을 확인할 수 있다. 인간의 식단과 침팬지의 식단을 비교해 놓은 결과에서도 같은 사실을 확인할 수 있다. "침팬지의 단백질 섭취량은 낮지만 매우 꾸준한데, 이것은 그들이 과일에 초점을 맞추기 때문이다."[17]

나는 여러 가지 녹색 채소의 영양적 함유량을 조사해 왔다. 특히 어떤 식물에는 함량이 낮은 성분이 어떤 식물에는 풍부하다는 사실을 알고 기뻤다. 이는 곧 식탁에 다양한 푸성귀를 올리면 올릴수록 필수 아미노산 섭취량을 늘릴 수 있다는 말과 같다.

오른쪽 표를 통해 케일과 명아주에 들어 있는 필수 아미노산 함량을 살펴보자. 내가 케일을 선택한 것은 대부분의 마트나 농산물 시장에서 쉽게 구할 수 있기 때문이다. 명아주 역시 다양한 기후 조건에서도 잘 자라는 일반적인 식용 풀이기 때문이다.

도표의 왼쪽을 보면 일반 성인에게 평균적으로 필요한 필수 아미노산 권장량을 확인할 수 있다.[18] 오른쪽에서는 명아주와 케일에 들어 있는 필수 아미노산의 양을 살필 수 있다. 녹색잎 채소에 함유되어 있는 영양 성분은 1일 영양 권장량(RDA)과 비슷하거나 필수 아미노산이 더 많다는 사실을 주목하기 바란다.

도표에서도 볼 수 있듯이 케일 450g에는 미국농무성의 1일 권장량보다 더 많은 단백질이 함유되어 있다. 하지만 식물 전체 (뿌리, 줄기, 꽃, 새싹, 푸성귀 등)를 채소라는 범주에 넣어 놓고 그것이 모두 같은 영양소를 함유하고 있다고 성급한 가정을 함으로써 푸성귀가 단백질의 빈약한 공급원이라는 잘못된 결론을 내리는 크나큰 오류를 범하고 말았다. 그리고 이 잘못된 결론은 지난 수십 년간 사람들을 영양 결핍과 고통으로 내몰았다.

푸성귀의 영양학적 연구에 대한 잘못된 과정은 전문가들은 물론이고 대부분의 사람들에게 혼란을 가져다 주었다. 조엘 펄먼(Joel Fuhrman) 박사는 자신의 저서 《살기 위해 먹는다(Eat to Live)》에서 이렇게 밝혔다. "심지어 의사와 영양사들도 녹색 채소를 먹음으로써 꽤 많은 양의 단백질을 섭취할 수 있다는 사실

필수 아미노산 일람 - 명아주와 케일

아미노산	1일 영양 권장량(RDA) (mg/1일)	명아주의 영양소 함량(mg) 날것 450g
히스티딘	560	527
이소류신	700	1149
류신	980	1589
리신	840	1607
메티오닌+시스틴	910	222+404=626
페닐알라닌+티로신	980	754+795=1549
트레오닌	490	740
트립토판	245	173
발린	700	1026

아미노산	1일 영양 권장량(RDA) (mg/1일)	케일의 영양소 함량(mg) 날것 450g
히스티딘	560	313
이소류신	700	895
류신	980	1051
리신	840	895
메티오닌+시스틴	910	145+200=345
페닐알라닌+티로신	980	766+532=1298
트레오닌	490	668
트립토판	245	182
발린	700	820

을 알고는 놀란다."

그렇다면 어디서 단백질을 얻을 것인가? 채소류에 대한 사람들의 혼란을 이해한 뒤로 나는 왜 그들이 같은 질문을 해 오는지를 알게 되었다. 대부분의 사람들은 푸성귀에 필수 아미노산이 풍부하다는 사실을 몰랐기 때문에 그동안 단백질 함량이 높다고 알려진 다른 식품을 섭취해 왔던 것이다. 그럼 여기서 육류와 유제품, 생선 등에 들어 있는 복합 단백질과, 과일류와 채소류, 푸성귀에 들어 있는 개별 아미노산의 차이를 설명하도록 하겠다.

우리 몸이 소나 닭처럼 전적으로 다른 생물들의 이질적인 패턴에 따라 결합된 긴 분자 조직을 통해 단백질을 얻는 것보다 푸성귀에 들어 있는 개별 아미노산을 이용해 단백질을 합성할 때 훨씬 더 적은 양의 에너지를 필요로 한다는 것은 분명하다. 나는 비유를 통해 복합 단백질과 개별 아미노산의 차이를 설명하려고 한다.

당신의 딸을 위해 웨딩 드레스를 만든다고 가정해 보라. 여기서 소나 다른 생물에게서 얻은 복합 단백질을 섭취하는 것은 중고품 가게에 가 다른 사람들이 입었던 여러 벌의 드레스를 사 가지고 와 당신이 좋아하는 부분만 뜯어내 새로운 드레스를 만드는 것과 같다. 이 작업은 시간과 노동이 많이 들 뿐만 아니라 많은 양의 쓰레기를 양산한다. 게다가 이 방법으로는 절대로 완벽한 드레스를 만들 수 없다.

반대로 개별 아미노산을 섭취하는 것은 당신의 딸을 아름다운 옷감과 레이스, 단추, 리본, 실, 그리고 진주가 준비되어 있는 곳으로 데려가는 것과 같다. 이 필수 요소들을 가지고 당신은 딸이 입을 독특하고 몸에 완벽하게 들어맞는 아름다운 드레스를 만들 수 있다. 이처럼 당신은 푸성귀를 먹을 때 새 아미노산을 '구매' 하게 되는데, 그것은 당신의 독특한 DNA에 따른 몸의 각 부분을 다시 짜는 데 사용할 것이다.

어떤 다른 동물체의 분자에서 얻은 물질로 완벽한 단백질을 만드는 것은 매우 어려운 일인데, 이는 그것이 전적으로 다른 아미노산 조합으로 구성되어 있기 때문이다. 게다가 우리 몸은 십중팔구 소화하기 어려운 많은 양의 불필요한 조각을 받아야만 할 것이다. 이 조각들은 오랫동안 우리 몸에서 쓰레기처럼 혈액 속을 돌아다니면서 알레르기를 비롯한 여러 가지 건강상의 문제를 일으킨다. 하버드대학 공중보건학교 영양학부의 워커(W. A. Walker) 교수는 이렇게 말한다. "불완전하게 소화된 단백질 조각은 혈류 속에 흡수될 수 있다. 이들 큰 분자를 흡수하는 것은 식품 알레르기와 면역력 장애의 발전에 기여한다."[19]

아이러니하게도, 불완전한 단백질 공급원(동물성 단백질)을 섭취한 결과, 인체는 필수 아미노산 결핍 증상을 보인다. 이는 건강에 좋지 않을 뿐만 아니라 사람들의 지가려과 행동을 구적으로 바꾸어 놓는다는 점에서 문제가 된다. 우리 몸은 신경 전달 물질을 생성할 때 티로신이나 트립토판, 글루타민, 히스타민 등의 필수 아미노산을 사용한다. 신경 전달 물질은 뇌세포 사이에서 전달을 촉진하는 자연 화학 물질로, 감정과 기억, 기분, 행동, 학습 능력, 수면 양식을 지배하는 역할을 한다. 최근 30년간 신경 전달 물질은 정신 건강과 관련된 연구의 핵심이 되어 왔다.

영양심리학[20] 전문가인 줄리아 로스(Julia Ross)의 연구 결과에 따르면 우리 몸에 어떤 아미노산이 부족해지면 강력한 정신적·생리적 불균형 증상이 나타남과 함께 불필요한 물질에 대한 심한 갈망 증상이 나타날 수 있다고 한다.

티로신과 페닐알라닌을 예로 들어 보자. 이들 아미노산의 결핍 증상은 다음과 같다.

- 우울증 ● 초점 맞추기와 집중력의 결핍 ●활력 부족
- 주의력 결핍 장애

또한 이들 아미노산의 결핍 증상은 다음과 같은 식품들에 대한 갈망을 불러일으킬 수도 있다.

- 단 음식 ● 아스파탐(인공 감미료) ● 카페인 ● 탄수화물
- 알코올 ● 코카인 ● 초콜릿 ● 마리화나 ● 담배

공식 자료를 통해 얻은 데이터[21]를 사용하여 나는 우리가 닭고기나 진녹색 엔다이브를 통해 섭취할 수 있는 이 두 가지 필수 아미노산의 양을 계산해 보았다.

이처럼 대부분의 사람들이 알고 있는 것과 달리 푸성귀에도 양질의 단백질이 풍부하게 들어 있다. 콜린 켐벨 교수의 설명을 들어 보자. "느리지만 꾸준하게 새로운 단백질을 합성해 주는,

필수 아미노산의 양		
	닭고기 1접시	엔다이브 1송이
티로신	222mg	205mg
페닐알라닌	261mg	272mg

이른바 '질이 낮은' 식물성 단백질이 가장 건강한 단백질이라는 것을 보여 주는 증거가 매우 많다."[22]

그 예로 푸성귀에서 얻은 단백질은 암을 일으키지 않는다. 하지만 지금까지는 푸성귀에 대해 충분한 연구가 이루어지지 않았기 때문에 많은 책에서 푸성귀에 들어 있는 단백질을 간과했으며, 심지어 푸성귀는 단백질 공급원 목록에 올라 있지도 않다.

또한 푸성귀는 방목되는 동물의 근육을 생성하는 데 충분한 단백질을 제공한다. 나는 나의 첫 미국인 친구이자 하버드 대학교에서 심리학 학사 학위를 받은 농부인, 메인(Maine) 주의 피터 해거티(Peter Hagerty)에게 다음과 같은 말을 들었다. "양을 축사에 가둬 놓고 키우며 옥수수 가루나 귀리 같은 농축 사료를 먹이면 몸무게가 빨리 늘어난다. 양의 몸무게가 50~55kg이 되거나 도축할 무게의 90%에 달하면 농축 사료는 근육보다는 지방질을 생성하는데 이것은 소비자들의 건강에 이롭지 못하기 때문에 제거해야 한다. 반대로 어린 양에게 풀을 먹여 기르면 천천히 성장하지만 아주 적은 양의 지방질을 가지고도 도축 무게에 도달할 수 있다. 결론적으로 내가 관찰한 바에 의하면, 농축 사료는 쉽게 태울 수 있는 지방질을 만들어 주지만 풀은 질 좋은 근육을 만들어 주는 것으로 보인다."

요약하자면 푸성귀는 개별적 아미노산의 형태로 단백질을 공급한다는 것이다. 우리 몸은 이 아미노산들은 복합 단백질보다 더 쉽게 활용할 수 있다. 즉 푸성귀는 우리가 건강을 유지하는 데 필요한 모든 단백질을 제공한다는 것이다.

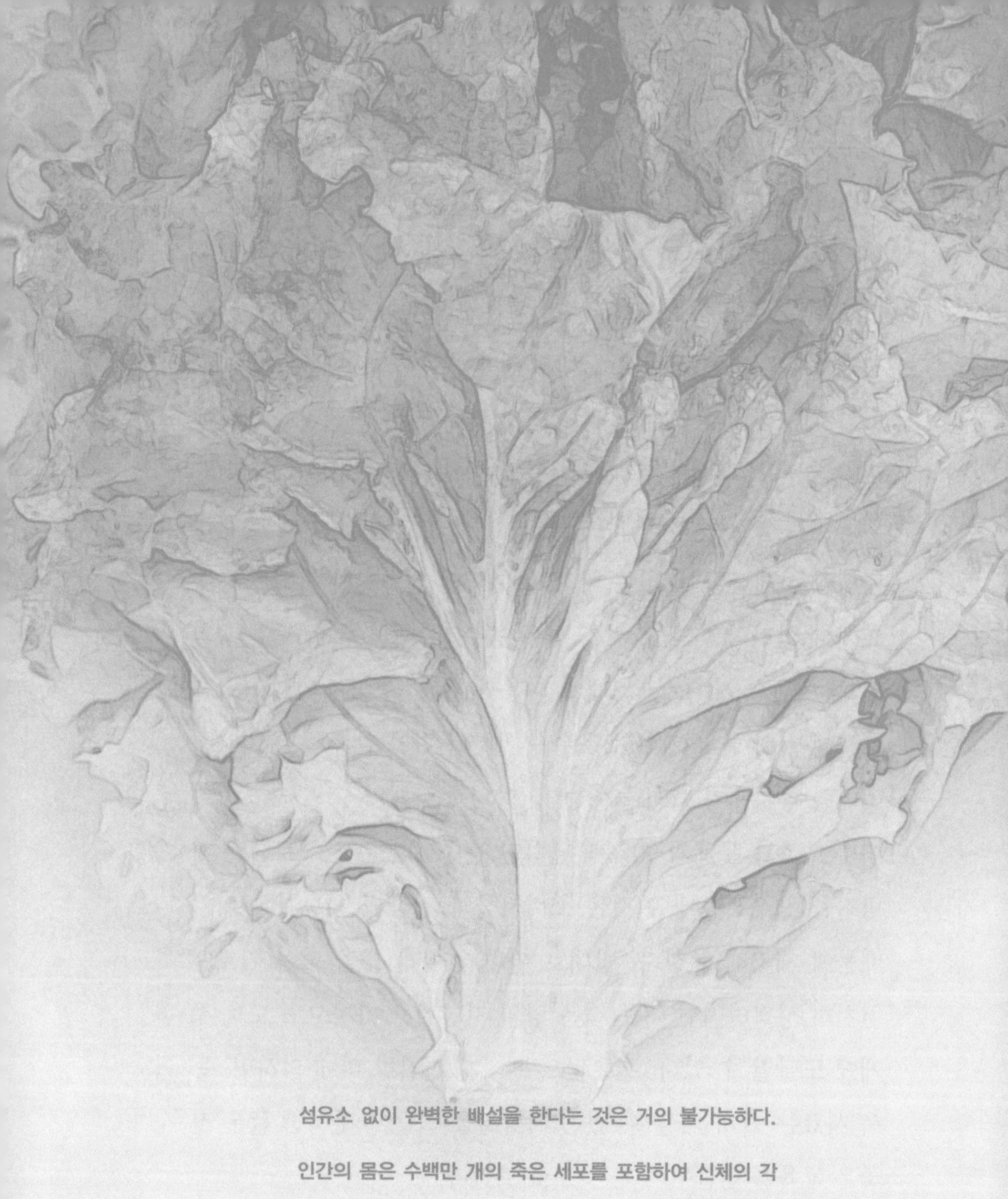

섬유소 없이 완벽한 배설을 한다는 것은 거의 불가능하다.

인간의 몸은 수백만 개의 죽은 세포를 포함하여 신체의 각

부분에서 나오는 독소를 결장에서 처리하는데, 이를 위해서는

섬유소가 반드시 필요하다. 섬유소를 섭취하지 않으면 몸속에

독소가 그대로 축적되므로 섬유소의 충분한 섭취를 통해

정기적으로 몸속에 쌓인 독소를 배출해 줘야 한다.

제8장

섬유소, 마력의 스펀지

전 세계적으로 가장 유명한 영양학 전문가이자 인기 있는 건강서를 저술한 버나드 젠센(Bernard Jensen, D.C., Ph.D.) 박사는 이렇게 말했다.

"모든 세척 프로그램은 결장(結腸, colon)에서부터 시작되어야 한다. 지난 50년 간 사람들이 건강 상태를 개선하고 무력감을 떨쳐 내며 질병을 극복할 수 있도록 도와주는 과정에서 나는 대부분의 건강 문제가 장(腸) 관리 소홀에 있다는 사실을 확신하게 되었다. 30만 명 이상의 환자들을 치료하면서 치료를 행하기 전에 반드시 먼저 살펴봐야 할 것은 장(腸)이었다."[23]

섬유소를 섭취하는 가장 큰 목적은 배설에 있다. 섬유소 없이 완벽한 배설을 한다는 것은 거의 불가능하다.

인간의 몸은 수백만 개의 죽은 세포를 포함하여 신체의 각 부분에서 나오는 독소를 이른바 오물 처리 조직인 결장에서 끝내도록 되어 있다. 결장은 그렇게 독소로 가득한 성분들로 가득 차 있는 것이다. 그리고 이것을 배설하기 위해 우리 몸은 섬유소를 필요로 한다.

섬유소는 크게 가용성(可溶性, 녹는)과 불용성(不溶性, 녹지 않는)으로 나눌 수 있다. 가용성 섬유소는 과일이나 콩, 완두, 귀리, 밀기울, 치아씨 등에서 발견된다. 이것은 결장 내에서 부피를 증가시켜 장 운동을 도와주는 겔(gel) 모양의 농도를 가지고 있다. 가용성 섬유소는 소장에서 콜레스테롤을 흡착하여 몸 밖으로 배출해 준다. 사과에 들어 있는 펙틴이나 구아검(구아르 열매에서 채취한 고무) 같은 가용성 섬유소는 설탕이 방출되는 속도를 지연시켜 주어 당뇨병에 걸릴 위험을 낮춰 준다.

불용성 섬유소는 주로 푸성귀와 나무 껍질, 견과류, 씨앗류, 콩류, 곡물 껍질 등에 들어 있다. 우리 몸의 배설 조직은 매우 복잡하지만 그 과정은 완벽하다. 나는 아주 간단하게 이 과정을 설명하려고 한다.

현미경을 통해 불용성 섬유소를 관찰해 보면 마치 스펀지처럼 보인다. 그런데 신기하게도 이것은 우리 몸속에서도 스펀지처럼 작용한다. 왜냐하면 각각의 조직이 자기 자체의 부피보다 더 많은 독소를 흡수할 수 있기 때문이다. 당신은 사람들이 항상 부엌에 스펀지를 두려고 하는 이유에 대해 이상하게 생각해 본 적이 없는가? 우리는 조리대를 씻거나 지저분한 그릇을 닦을 때 종이나 비닐처럼 부드러운 도구를 사용하지 않는다. 스펀지는 섬유질이다. 그것은 더러운 것을 흡수하여 닦아 내는 일을 쉽게 해 준다. 불용성 섬유소도 마찬가지다. 독소를 흡착하여 몸 밖으로 배출하는 역할을 한다. 불용성 섬유소는 그 어떤 스펀지보다 뛰어난데, 그것은 자기 자신보다 더 많은 독소를 오랫동안 붙잡고 있을 수 있기 때문이다. 그래서 나는 섬유소를 '마력의 스펀지'라고 부른다.

만약 우리가 섬유소를 섭취하지 않으면 독소의 대부분이 몸속에 그대로 축적될 것이다. 우리 몸은 놀라울 만큼 과학적이어서 모든 독소가 장으로 모이게 되어 있다. 이것이 바로 인간의 오물 처리 시스템이다. 중요한 것은, 우리 몸은 정기적으로 몸속에 쌓인 독소를 배출해야 한다는 것이다.

그렇다면 그 독소들은 어디서 오는가? 공기 중에 떠도는 먼지와 석면, 소화되지 않은 음식물, 각종 중금속, 그리고 농약 등으로부터 온다. 죽은 세포 역시 독으로 작용한다. 우리는 보통 세포는 그 크기가 매우 작아서 몸속에 들어가 쓰레기로 작용하지 않을 것이라고 생각한다. 하지만 우리 몸의 원자는 매년 98% 정도가 교체된다.[24] 이 말은 곧 해마다 30~45kg 이상의 죽은 세포가 조직에서 빠져나간다는 것을 의미한다. 만일 이것이 빠져나가지 않으면 몸속에서 부패가 진행되고, 그 결과 인간의 몸은 죽은 세포로 가득 찬 쓰레기가 되고 말 것이다. 충분한 양의 섬유소를 섭취하지 않으면 몸이 조절할 수 있는 양보다 더 많은 쓰레기를 축적해야 한다는 사실을 기억하라.

스펀지 없이는 부엌을 깨끗하게 유지할 수 없듯이 인간은 섬유소 없이는 배설을 할 수 없다. 달랑 비닐 조각 몇 장 주고 크고 더러운 차고를 청소하라는 명령을 받았다고 가정해 보라. 나 같으면 포기하고 말겠다. 물론 인간의 몸은 포기하지 않을 테지만 말이다.

또 한 가지 섬유소가 없다고 가정해 보자. 이렇게 되면 일단은 피부가 배설 작업을 맡아야 한다. 그렇게 되면 피부는 거칠어지고 울퉁불퉁해질 것이다. 우리 몸은 장이 그 기능을 하지 않으면 눈과 코, 그리고 목을 통해 점액을 분비하려고 한다. 땀을 통해 노폐물을 배출하려고도 할 것이다. 이처럼 우리 몸은 배설할 수 있는 가능한 모든 경로를 이용한다. 하지만 이것은 문 대신 창문을 통해 쓰레기를 버리는 것과 같다. 불용성 섬유소를 충분히 섭취한다는 것은 곧 더 쉽고 정상적인 방법으로 몸속의 독소를 배출하기 위한 문을 여는 것과 같다.

그렇다면 최상의 건강 상태를 유지하기 위해서는 얼마나 많은 양의 섬유소를 섭취해야 할까? 연구 결과에 따르면 평균 사이즈의 야생 침팬지는 매일 300g의 섬유소를 섭취한다고 한다.[25] 이 말을 듣고 과연 나의 섬유소 섭취량은 얼마나 되는지를 계산해 보았다. 내가 섭취하는 섬유소의 양은 3g에도 미치지 못했는데, 그 이유는 내가 주스를 즐기고 있기 때문이었다. 나는 종종 채소를 씹는 시간을 '낭비'하기보다는 과일과 채소를 섞어 주스를 만들어 마시는 것이 편하다고 생각했다.

지금으로부터 30년 전, 주스 만드는 법을 설명해 놓은 책에서 나는 섬유소는 소화가 안 되고, 영양가도 낮으며, 소화기를 피곤하게 한다고 배웠다. 그날 이후로 주스를 만드는 것은 습관 중의 하나가 되었다. 나는 내 몸속에 쌓인 독소를 '제거하기 위해서' 날마다, 심지어는 몇 주 간에 걸쳐 꾸준히 주스를 만들어 마셨다. 그러면서 내가 아주 건강하고 올바른 식이요법을 행하고 있다고 믿었다. 나는 3g과 300g의 차이를 알고는 매우 놀랐다. 특히 그동안 주스를 만들어 먹으면서도 섬유소는 섭취하지 않은 것이 건강에 좋지 않았다는 사실도 깨달았다. 섬유소를 더 이상 퇴비로 쓸 이유가 없어진 것이다. 특히 푸성귀 유동식은 주스보다 확실히 우수하다. 하지만 아직도 나는 주스가 건강 증진에 도움이 된다고 생각한나.

프랑스의 유명한 자연위생건강학자인 앨버트 모세리(Albert Mosseri) 박사는 물 금식을 하는 고전적인 'Sheltonian' 방식에 혁신을 가져왔다. 그는 요양소에서 장기간 물 금식을 하고 있는 4천 명의 환자를 관리한 끝에 장기간의 금식이 '위험한 시간 낭비'라는 결론을 내렸다. 그는 물에 제한된 양의 섬유소가 풍부한 음식을 첨가한, 이른바 '절반 금식'이라고 부르는 방법을 환자들에게 적용했다. 치료 과정에서 환자들은 배설이 끝날 때까지 500g 정도의 과일과 500g 정도의 채소만 제공받았다.[26] 모세리 박사의 말에 의하면 절반 금식으로 전환하면서 모든 환자들의 혀가 짙은 코팅 형태로 변하고, 숯처럼 검어지거나 짙은 갈색이 되었으며, 해독이 진행되고 있다는 표시가 날 만큼 배출이 가속화되었다고 한다.

다행히도 전 세계적으로 식이섬유에 대한 연구가 진행되고 있다. 우리는 이제 섬유소가 가진 치료적 특성에 대해 부인할 수 없는 많은 증거들을 가지게 되었다. 그중 몇 가지를 소개하면 다음과 같다.

- 섬유소는 질병에 걸린 심장을 튼튼하게 해 준다.[27]
- 섬유소는 콜레스테롤을 줄여 주어 심장 질환 위험을 감소시킨다.
- 섬유소는 각종 암을 막아 주고, 암 발생 위험을 낮춰 주며, 발암 물질을 억제한다.
- 섬유소는 당뇨병 위험을 낮춰 줄 뿐만 아니라 이미 진단받은 당뇨병도 개선해 준다.
- 섬유소는 당질이 흡수되는 속도를 늦춰 혈당 수치를 안정시킨다.[28]
- 섬유소는 면역 체계를 강화해 준다.
- 섬유소는 장을 건강하게 하고 변비를 해소해 주며 배설을 조절한다.
- 섬유소는 담석을 방지한다.[29]
- 섬유소는 건강한 장 박테리아를 증가시킨다.
- 섬유소는 체중이 줄어드는 것을 돕고 과식을 막아 준다.
- 섬유소는 잉여 에스트로겐을 묶어 버린다.

● 섬유소는 궤양을 방지한다.

미국의 1일 섬유소 권장량은 30g이다. 미국인은 하루 평균 약 10~15g 정도의 섬유소를 섭취한다.[30] 권장량의 절반에도 미치지 못하는 양이다. 10g밖에 안 되는 섬유소가 수킬로그램이나 되는 쓰레기를 흡수하고 배출하는 역할까지 해야 하는 것이다. 나는 섬유소를 충분히 섭취하지 않는 것이 노화의 가장 큰 이유라고 생각한다. 야생의 동물을 보라. 사슴이나 얼룩말, 독수리, 기린이 늙는다는 것은 상상하기 어려울 것이다. 두 살짜리 사슴이나 열다섯 살짜리 사슴이나 똑같아 보인다. 야생 동물은 단지 죽기 전 마지막 몇 주 동안에만 조금 다를 뿐이다. 하지만 두 살짜리 어린아이와 열다섯 살짜리 청년은 다르다. 물론 서너 살 정도의 차이는 종종 가늠하기 힘들 때도 있지만 말이다. 중요한 것은 많은 사람들이 배설 작용을 개선함으로써 나이에 비해 젊어 보이는 것을 여러 번 확인했다는 것이다.

나는 우리가 하루에 50~70g 이상의 섬유소를 섭취해야 한다고 생각한다. 하지만 식습관을 하루아침에 바꿀 수는 없는 것이고 조금씩 조금씩 꾸준히 늘려 가야 한다. 하룻밤 사이에 섭취량을 10g에서 70g으로 늘리는 것은 오히려 건강에 해로울 수 있다.

많은 사람들이 그동안 가공 식품을 섭취해 왔기 때문에 퇴화한 것이다. 게다가 우리는 대부분의 시간을 실내에서 보내거나 충분한 운동을 하지 않는 부자연스러운 습관에 길들여져 있다.

이제 우리는 우리 몸이 재조정할 수 있는 기회를 줌으로써 건강한 습관을 다시 몸에 배게 해야 한다. 이 점진적 계획을 완벽하게 만들어 줄 가장 좋은 방법은 '푸성귀 유동식'이다. 섬유소의 또 다른 공급원, 특히 알약 형태의 섬유소는 급작스럽게 섬유소 섭취량을 증가시킬 수 있다는 점에서 권하고 싶지 않다. 더부룩하거나 가스가 차는 증상이 나타날 수도 있다. 이런 불쾌한 증상들은 사람들이 섬유소의 효과를 경험하기도 전에 섬유소를 섭취하는 것을 포기해 버리게 만들 수도 있다.

침팬지의 식단에서 섬유소는 매우 중요한 요소다. 앞에서도 말했듯이 침팬지는 하루 평균 300g의 섬유소를 섭취한다. 섬유질이 풍부한 과일과 잎사귀를 먹는 것에 더하여 껍질 안쪽에 붙은 유조직과 껍질도 섭취하는데, 이 두 가지 모두 44% 정도의 섬유소로 구성되어 있다.

또 한 가지, 아마씨(flaxseed)는 인간의 식단에 가장 완벽한 보충제다. 아마씨는 가용성 섬유소와 불용성 섬유소 두 가지 모두를 풍부하게 함유하고 있다. 가용성 14%, 불용성 12%로 총 26%의 섬유소를 함유하고 있는데, 1/8컵에 6g이나 들어 있을 만큼 그 함량이 높다.

나는 당신의 식단에 꾸준히 아마씨를 첨가할 것을 권한다. 하지만 아마씨는 껍질이 단단하기 때문에 영양 효과를 보기 위해서는 신선한 아마씨를 구입하여 커피 그라인더나 성능이 좋은 믹서에 갈아 이용해야 한다. 샐러드나 수프 또는 유동식에 1~2스푼 정도를 넣어 함께 섭취하면 된다. 아마씨는 또한 오메가-3

지방산의 좋은 공급원이자 식물성 주요 항암 성분인 리그닌
(lignin, 목질소)의 가장 풍부한 공급원이기도 하다.

우리 가족은 매일 식사에 크래커 형태나 아마 식사의 방법으
로 아마씨를 꾸준히 첨가하고 있다. 심지어 이고르는 수분이 없
는 아마크래커를 만드는 방법을 완전히 습득했을 정도다. 당신
도 이고르처럼 아마크래커 만들기에 도전해 보라. 이렇게 하면
당신의 식단에 자연의 스펀지인 섬유소가 풍부해질 것이다.

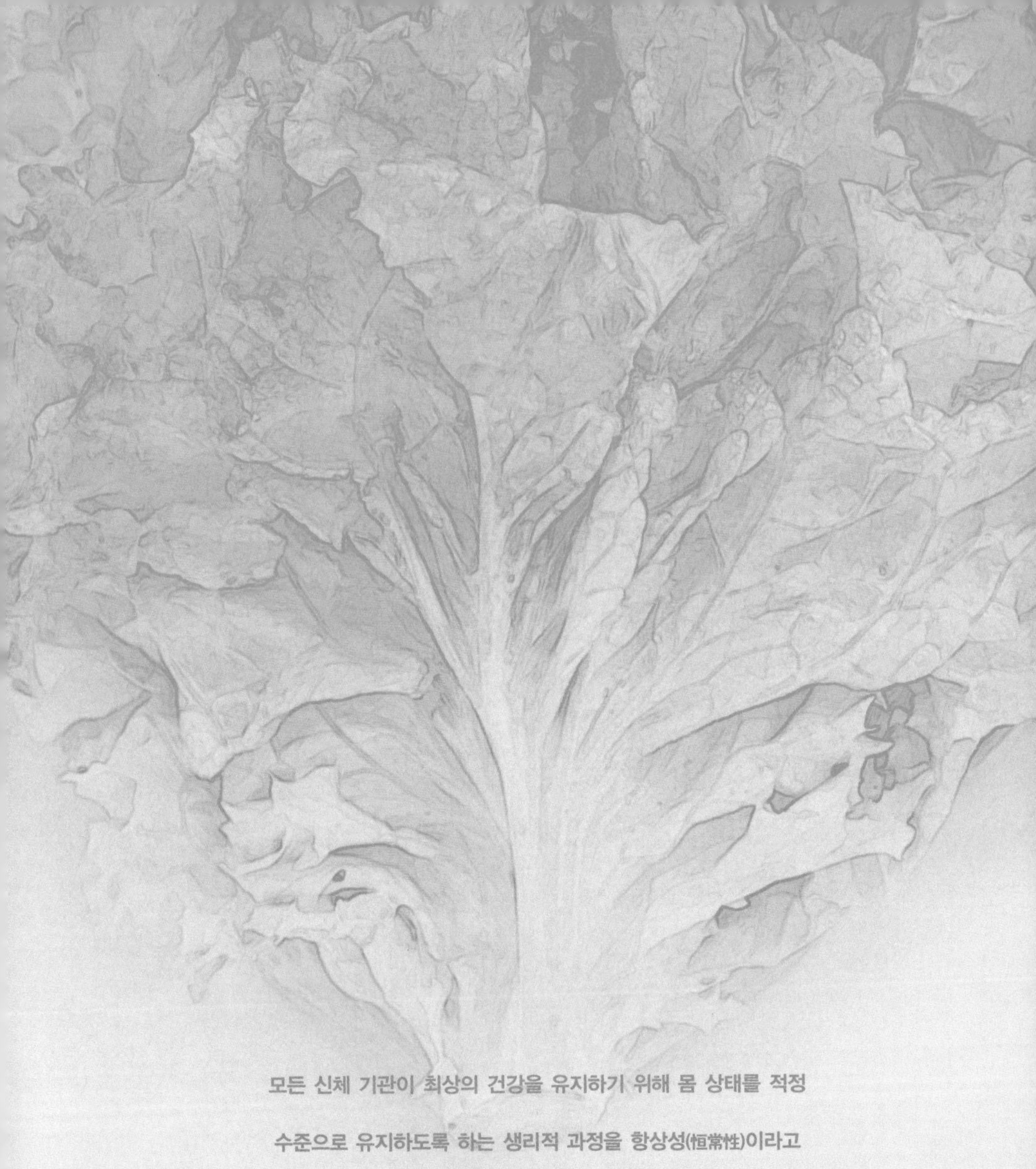

모든 신체 기관이 최상의 건강을 유지하기 위해 몸 상태를 적정

수준으로 유지하도록 하는 생리적 과정을 항상성(恒常性)이라고

한다. 항상성은 내분비선(호르몬) 조직과 긴밀한 관계를 맺고 있어서

내분비선이 적당량의 호르몬을 분비해야만 항상성의 균형을 유지할

수 있고, 병에도 걸리지 않는다. 그러기 위해서는 비타민, 아미노산,

탄수화물, 필수 지방산, 미네랄을 비롯한 다양한 영양소가 필요한데

그 최상의 공급원이 푸성귀 유동식이다.

제9장

항상성을 위한 푸성귀

"이 몸을 보라! 그것은 예술 작품이다. 더 이상 개선할 수가 없다. 조물주가
조합해 놓은 것을" – 버나드 젠센[31]

생물과 무생물의 가장 큰 차이는 살아 있는 존재는 스스로
치료할 수 있고, 그래서 급격한 환경 변화에도 적응할 수 있는
반면 살아 있지 않은 것은 깨지거나 파괴될 뿐이라는 것이다.
예컨대, 식물은 잎을 떼어내도 얼마의 시간이 지나면 거기에서
새잎이 나와 다시 자란다. 손가락에 상처가 나도 시간이 지나면
아물고 새살이 돋는다. 피부 스스로 치료할 수 있는 능력을 가
지고 있기 때문이다. 하지만 바위나 구조물 같은 무생물은 아무
리 크고 강해도 일단 한번 손상을 입으면 스스로 치료가 불가능
하다. 예를 들어 지진이나 눈사태, 폭풍우가 지나가고 난 뒤에
는 반드시 사람을 손을 거치거나 다시 지어야만 원래의 모습을
되찾을 수 있다.

이처럼 생명 있는 모든 기관은 자기 스스로 치료할 수 있다.

이 놀라운 능력이야말로 모든 질병을 치료할 수 있는 유일한 힘이다. 인간에 의해 발명된 모든 치료 기술은 신체가 스스로 조절할 수 있는 능력을 발휘할 수 있게 하는 효과를 이끌어 내야만 의미가 있다. 우리 몸은 림프, 혈액, 호르몬, 그리고 다른 모든 기관들이 최상의 매개 변수 범위 내에서 유지되어야만 질병을 치료할 수 있다.

모든 신체 기관이 최상의 건강을 유지하기 위해 몸 상태를 적정 수준으로 유지하도록 하는 생리적 과정을 호메오스타시스(homeostasis), 즉 항상성(恒常性)이라고 부른다.[32] 하지만 이 과정은 매우 복잡해서 그 기전(機轉), 즉 메커니즘을 정확히 이해하는 것은 우리의 생각을 훨씬 뛰어넘는 일이다. 우리는 항상성이 몸에서 가장 중요한 과정이라는 것을 알아낸 것을 감사하게 생각해야 한다. 그 단순한 진리는 이렇다. 만약 항상성이 유지되고 있다면 당신은 당신의 몸을 잘 관리하고 있는 것이다.

항상성이 우리가 도달할 수 있는 능력 밖의 일이라면 우리가 어떻게 항상성을 유지할 수 있겠는가? 인체의 항상성은 내분비선(호르몬)의 조직과 긴밀하게 연결되어 있다. 항상성의 균형은 내분비선(호르몬)의 실행에 달려 있다. 그래서 내분비선이 적당량의 호르몬을 분비하지 않으면 인체는 항상성의 균형을 유지할 수 없고, 그 결과 병에 걸리고 만다.

내분비선과 그것들이 분비하는 호르몬들은 거의 모든 세포와 기관, 그리고 인체 기능에 영향을 미친다. 내분비 조직은 성 기능과 생식 기능은 물론이고 감정 조절, 성장과 발육, 세포 조직 기능, 그리고 물질대사(신진대사)에 효과를 발휘한다.

간단히 말해 인체의 내분비 조직은 어떤 선(腺)이나 기관이 요구하는 모든 물질을 생산하여 공급하는, 슈퍼마켓과 연결되어 있는 공장과 같다. 그렇다면 그 공장이 필요로 하는 것은 무엇일까? 풍부하면서도 좋은 품질을 갖춘 물건일 것이다. 마찬가지로 우리 몸의 내분비 조직도 비타민과 아미노산, 탄수화물, 필수 지방산, 미네랄을 비롯한 다양한 영양소가 반드시 필요하다. 이런 영양소들이 골고루 공급되어야만 건강을 최상으로 유지할 수 있다.

이런 목적에 가장 적합한 것이 바로 푸성귀다. 다시 한번 말하지만 영양학적으로 잘 혼합된 푸성귀를 통해 얻을 수 있는 영양소는 다른 식품, 심지이는 전통적으로 만들어진 샐러드보다도 더 많은 영양소를 효과적으로 흡수할 수 있고, 우리 몸에 더 많은 영양분을 공급해 준다. 다시 말해 푸성귀 유동식을 마신다는 것은 항상성의 균형을 유지할 수 있게 하는 최상의 방법이다.

이 사실을 알고 어머니가 아직 살아 계시던 10년 전에 내가 이 사실을 알았더라면 얼마나 좋았을까 하는 생각이 들었다. 어머니는 당시 66세로, 모험을 즐기는 아름다운 여성이었다. 체르노빌 근처의 강에서 수영을 하고 일 년이 지난 어느 날 암이라는 진단을 받았다. 나는 지금은 몸이 치료되는 메커니즘을 분명하게 설명할 수 있다. 그 유독성 화학 물질이 이미 기능이 약해

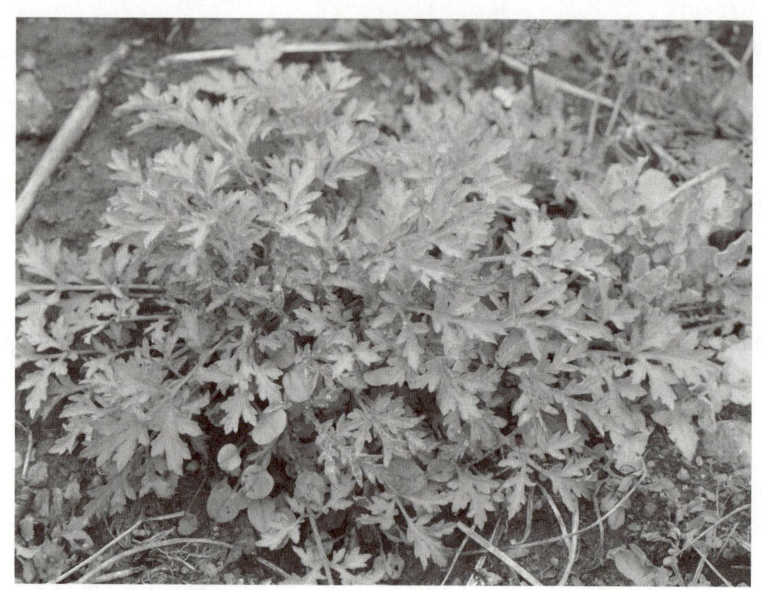

푸성귀는 항상성의 균형을 이루어 준다.

진 어머니의 항상성을 파괴했기 때문에 어머니께서 화학 요법을 거절하셨던 것이라고 확신한다. 그 대신 나는 어머니에게 영양을 공급하기 위해 최선을 다했다. 지금은 항상성이 균형을 이루도록 하는 것이 치료에 가장 큰 도움이 된다는 것도 알고 있다. 그랬더라면 어머니는 지금도 살아 계셨을 것이다. 실제로 나는 푸성귀를 충분히 섭취함으로써 어머니보다 더 심각한 암을 이겨내고 건강을 되찾은 사람들을 많이 보았다. 다른 사람들과 기쁨을 나눌 줄 알았던 아름다운 어머니의 모습이 지금도 그립다.

　나의 강연에 참석한 어르신들을 볼 때마다 다른 사람들의 부모와 정보를 공유할 수 있는 기회를 가진 것 같아 감사한 마음이 든다. 나아가 그들의 자녀에게도 고마움을 느낀다. 열린 마음을 가진 부모님이 살아 계시다는 것은 정말로 복된 일이다.

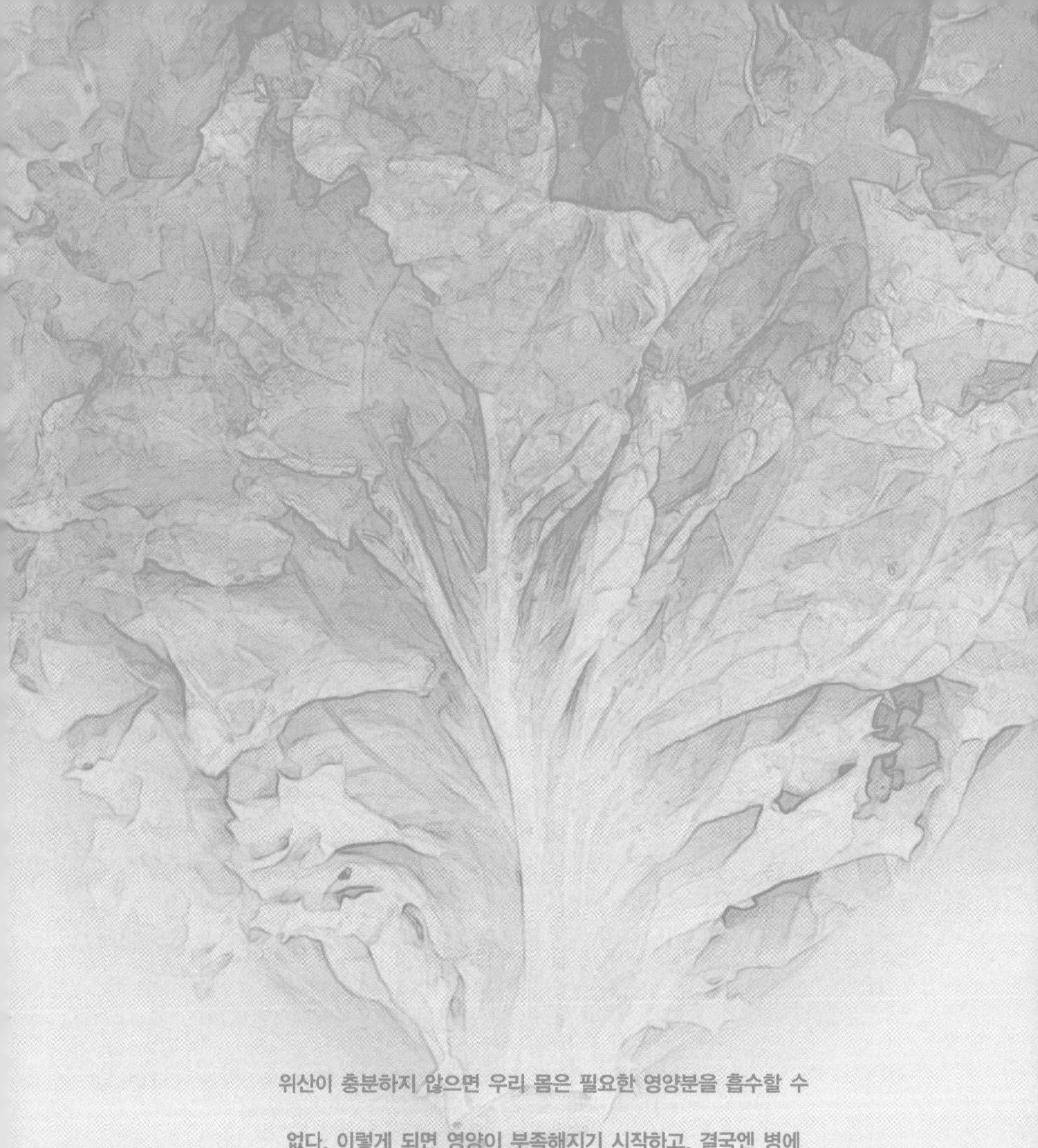

위산이 충분하지 않으면 우리 몸은 필요한 영양분을 흡수할 수 없다. 이렇게 되면 영양이 부족해지기 시작하고, 결국엔 병에 걸리게 된다. 특히 우리 몸에 중요하다고 알려진 철, 아연, 칼슘, 그리고 비타민B 복합체를 포함한 대부분의 미네랄이 조금이라도 흡수되기 위해서는 반드시 위산이 필요하다. 한 마디로 위산은 생명 유지에 필수 불가결한 성분으로, 위산 없이는 그 누구도 완전한 건강을 유지할 수 없다.

제10장

위산의 중요성

자신의 위산(胃酸)이 얼마나 되는지 아는 사람이 얼마나 될까? 그리고 그것이 건강에 매우 중요한 영향을 끼친다는 사실을 알고 있는 사람이 얼마나 될까? 정상적인 위산 수치가 건강에 얼마나 중요한지 알고 있는 사람은 드물다. 내가 지금껏 만난 수많은 의사 가운데 위산에 대해 물어보거나 건강을 위해 위산 수치를 테스트해 보자고 한 사람은 한 명도 없었다. 나는 그 이유를 모른다. 또한 주변에서도 위산에 관해 이야기하는 것을 들어본 적이 한 번도 없다. 딱 한 번 수의사에게 위산의 중요성에 대해 들을 기회가 있었는데, 그는 내가 우리 개를 위한 식단을 짜는 데 조언을 해 주며 위산의 중요성에 대해 언급했다.

놀랍게도 나는 염산의 정도와 건강과의 관계를 다룬 수십 권의 책과 논문들을 발견했다. 이 주제는 지난 수십 년간 연구되어 왔다. 워커 교수는 "1930년대 이후 의학적 연구는 (위액의) 저염산증(위산저하증, hypochlorhydria)의 결과에 관심을 가져 왔다. 모든 결과가 분명해진 것은 아니지만 일부는 잘 논파되었다."[33] 라고 말한다.

저염산증은 우리 몸이 적정량의 위산을 만들어 내지 못할 때 발생한다. 저염산증은 필연적으로 그리고 극적으로 소화와 건강을 위해 필요한 대부분의 영양소의 흡수에 나쁜 영향을 끼친다. 우리 몸에 중요하다고 알려진 철, 아연, 칼슘, 그리고 비타민B 복합체를 포함한 대부분의 미네랄이 조금이라도 흡수되기 위해서는 일정량의 위산이 필요하다. 위산 없이는 영양이 결핍될 수밖에 없고, 이는 곧 질병의 발생으로 이어진다.

그 밖에도 위산은 여러 가지 중요한 기능을 한다. 입을 통해 들어오는 모든 해로운 미생물이나 병원성(病原性) 박테리아, 기생충과 알, 곰팡이를 파괴하는 역할을 한다. 달리 표현하면 위산이 충분하지 않으면 해로운 물질을 막을 방법이 없다. 언젠가 소화기(消化器) 전문의와 이야기를 나눌 기회가 있었다. 그의 말에 의하면 환자들에게서 채취한 위산 샘플을 가지고 실험을 해 본 결과 기생충이 죽었을 것이라고 생각되는 그곳에 오히려 여러 종류의 기생 생물류가 번식하고 있었다고 한다.

위산은 커다란 단백질 분자들이 소화되도록 돕는 역할도 한다.[34] 그래서 위산의 양이 적으면 불완전하게 소화된 단백질 조각들이 혈류에 흡수되어 알레르기나 면역 장애 증상을 일으킨다.

염산의 자연적 수준(HCl)은 나이를 먹어 가면서 조금씩 감소하는데, 특히 40대 이후에 더욱 그렇다. 이때는 위산 감소로 인한 영양 결핍으로 흰머리가 생기기 시작하는 시기이기도 하다. 게다가 과식하거나 화학 제품을 많이 사용하고 스트레스를 받거나 위장 계통이 약하거나 몸에 무리가 가는 행동을 많이 하면 더 빨리 감소할 수 있다. 과식, 그중에서도 특히 지방과 단백질을 과잉 섭취하는 것은 HCl를 분비하는 위장의 체강벽(體腔壁) 세포(parietal cells)를 지치게 만드는 일이다.[35]

토착 인류들은 환경에 따라 다양한 식단을 이용해 왔다. 이들의 식단에서 발견할 수 있는 공통점은 바로 섬유소를 충분히 섭취한다는 것이다. 연구가들은 오스트랄로피테쿠스(Australopithecus)와 또 다른 토착 인류들이 매일 150g 정도의 섬유소를 섭취했을 것으로 추산한다.[36] 그 양으로 추측해 보건대 그들의 위산은 아주 강했을 것이다. 게다가 그들은 강한 이빨과 턱, 그리고 턱 근육을 가지고 있었다. 그들은 턱을 이용해 거칠고 섬유질이 많은 음식을 죽과 같은 농도가 될 때까지 씹을 수 있었고, 이렇게 분쇄된 음식물은 위산과 섞여 소화되는 과정을 거쳤을 것이다. 인간의 몸은 그 이후로 극적인 변화를 경험해 왔다.

여기서 한 가지 실험을 해 보자. 약간의 채소나 푸성귀 잎을 준비하여 가능한 한 오래 씹은 뒤 그것을 삼키기 바로 전에 손바닥에 뱉고 들여다 보라. 그러면 죽과 같은 상태가 되기에는 아직 멀었다는 사실을 알게 될 것이다. 당신의 몸은 극히 작은 조각을 통해서만 양분을 흡수할 수 있다는 것을 기억하기 바란다. 큰 조각들은 소화되지 않고 오히려 염산을 낭비하게 만든다.

혈액 실험에 흥미를 가지고 있는 의사인 친구가 철저히 채식을 하는 환자의 피에 들어 있는 소화되지 않은 조각들을 보여 준 적이 있다. 현미경에 연결되어 있는 스크린을 통해서 나는 그 작은 조각들이 적혈구 세포를 건드릴 때마다 세포가 죽어 버린다는 사실을 알고 충격을 받았다. 결국 그 소화되지 않은 음식 조각들은 백여 개 정도 되는 죽은 세포들에 갇혀 끝을 맺었다. 친구는 독성을 가진 조각들이 작은창자에 축적되면 배가 커지고 불룩하게 튀어나온다고 설명해 주었다.

천천히 오래 씹지 않는 것도 문제지만 염산이 필요한 만큼의 농도를 유지하지 못하면 영양 결핍 증상이 나타날 가능성이 크다는 것도 문제다. 염산을 생산하기 위해 우리 몸은 열심히 일해야 한다. 하지만 나이를 먹어 가면서 몸이 약해지면 적절한 양의 염산을 생산할 수 없게 되는데, 이것이 바로 대부분의 사람들이 나이가 들어 감에 따라 위산의 양이 줄어드는 이유다.

노화가 진행될수록 흰머리의 수도 늘어난다. 나는 위산이 적다고 진단 받은 사람들이 대부분 눈에 띌 정도로 흰머리가 많다는 사실을 확인했는데, 이는 영양이 결핍되었다는 간접적인 증거이기도 하다. 반면 꾸준히 푸성귀를 섭취하자 머리카락 색깔이 자연스럽게 되돌아왔다는 결과를 담은 수많은 보고서도 확인했다.

믹서에 식품을 넣고 돌리는 것과 씹는 것은 비슷하다. 즉 믹서에 돌린 음식이 건강에 도움이 된다는 말이다. 특히 고속 믹서로 갈아 낸 식품 조각은 소화·흡수하기에 완벽한 크기가 된다. 결과적으로 우리 몸은 음식을 위에 오래 가지고 있지 않고 바로 작은창자로 보내 몸이 더 적은 양의 위산을 생산하게 한다. 결국 믹서에 갈아 낸 음식을 섭취하는 것은 에너지 절약은 물론 노화를 지연시켜 젊음을 유지할 수 있도록 도와준다.

수년간 나는 생식을 하는 사람들의 체중이 왜 그렇게 눈에 띄게 감소하는지를 이해하지 못했다. 그들이 생식을 하는 과정은 그리 쉽지 않았다. 가족과 주변 사람들이 지나치게 야윈 몸을 지적하는 바람에 정신적으로 편치 않았기 때문이다. 나는 인간은 지나치게 마르지 말아야 한다는 생각에 전적으로 동의한다. 저염산증이 음식물의 소화·흡수에 미치는 영향에 관해 연구하던 나는 이 중대한 문제, 즉 위산 수준을 체크해 본 적이 있냐고 몇몇 친구들에게 물었다. 그들 중 다수가 '없다' 고 대답했으며, 심지어 자신의 위산 수준이 아주 낮거나 전혀 없다(무염산증)고 대답한 사람도 있었다. 식사 때 함께 먹으라는 말과 힘께 HCL 알약을 처방 받았다는 친구도 있었다.

그중 한 친구는 생 음식을 먹어 보려고 여러 해에 걸쳐 노력했지만 결국엔 성공하지 못했다. 게다가 지나칠 정도로 체중이 줄어드는 바람에 남편의 고민이 이만저만 아니었다. 결국 그녀는 의사를 찾아갔고, 검사 결과 위산이 전혀 없는 무염산증 진단을 받았다. 의사는 그녀에게 HCL 알약을 처방해 주었고, 그녀는 생식을 계속했다. 그 후 그녀의 몸무게는 되돌아 왔다.

섭취한 영양소가 몸에 흡수되기 위해서는 위에서 기계적으로 그리고 위산에 의해 1~2mm 정도의 작은 조각으로 분해되어야 한다. 생 과일과 채소에는 우리 몸에 좋은 영양소가 많이 들어 있긴 하지만 소화시키기는 조금 어렵다는 것이 단점이다. 그 이유는 식물에 들어 있는 모든 영양소를 끄집어내기 위해서는 셀룰로오스가 완전히 파괴되어야 하기 때문이다.

위산이 충분하지 않으면 우리 몸은 필요한 영양분을 흡수할 수 없다. 이렇게 되면 영양이 부족해지기 시작한다. 나는 이러한 문제를 가진 사람들을 많이 보았다. 이들은 단지 생식을 하는 것만으로도 그동안 그들을 고통스럽게 해 왔던 증상들이 사라지는 경험을 했다. 문제는 체중이 지나치게 많이 감소했다는 것이었다. 결국 체중을 회복하기 위해 그들은 식단에 조리한 음식을 추가했다. 그 결과 다시 원치 않는 증상에 시달려야 했다. 상황이 이렇게 되자 그들은 혼란을 느끼기 시작했다.

푸성귀 유동식에 관해 수업을 몇 번 한 뒤 편지들을 받기 시작하면서 내가 큰 기쁨을 느낀 이유도 바로 여기에 있다.

"생식 덕분에 관절염 증상이 완화되긴 했지만 2개월 이상은 푸성귀 유동식을 지속할 수 없었습니다. 왜냐하면 생식만 하다 보니 체중이 61kg까지 급격히 줄어들었기 때문입니다. 이러다 내가 죽는 게 아닌가 하는 공포에 사로잡힌 아내를 보고 마음이 편치 않아 다시 조리한 음식을 먹기 시작했고, 그와 동시에 관절염 증상도 돌아왔습니다. 그리고 푸성귀 유동식을 시작하면서 체중이 다시 안정을 되찾았습니다. 현재 저는 6개월째 생식을 하고 있으며, 정상 체중인 70kg을 유지하고 있습니다. 감사합니다!" (N. H. Canada)

나는 식단에 믹서에 간 푸성귀를 추가함으로써 소화 문제로 고생하던 사람들이 증상이 개선되는 경험을 했다는 사례를 많이 언급했다. 식품은 가열 조리 과정을 거치면서 더 부드러워지고 소화하기 쉬워지는 반면 대부분의 필수 비타민과 효소가 파괴된다. 그런데 믹서에 갈면 조리하는 것보다 훨씬 손실이 적다.

저염산증으로 인해 나타나는 여러 가지 증상은 다음과 같다.[37] 그중 몇 가지를 예로 들면 박테리아의 지나친 증가, 만성 칸디다증(candida, 감염에 의한 대장염), 기생충 감염, 애디슨병(피부가 갈색으로 변하는 부신 질환), 복합 경화증, 관절염, 천식, 자가면역 장애, 소아 지방변증, 위암, 우울증, 피부염. 당뇨, 습진, 위장에 가스가 참, 담낭 질환, 위의 폴립, 위염, 간염, 갑상선 항진증, 중증 근무력증, 골다공증, 마른버짐, 코가 붉게 변하는 증상, 궤양성 대장염, 두드러기, 그리고 백반증(leukoplakia, 白斑症) 등이다. 이것이 유명한 학자 테오도어 버루디(Theodore A. Baroody) 박사가 자신의 저서 《알칼리화냐 죽음이냐(Alkalize or Die)》에서 이렇게 말한 이유다. "염산은 생명 유지에 필수 불가결하다."[38] 이 말을 다른 말로 하면 염산 없이는 그 누구도 완전한 건강을 유지할 수 없다는 것이다.

여기서 주의할 것! 위산과 혈중 알칼리 농도를 혼동하지 말기 바란다. 혈액은 약알칼리성이어야 한다. 이 점에 대해선 다음 장에서 설명하도록 하겠다. "염산은 우리 몸이 생산하는 유일한 산이다. 모든 다른 산은 물질대사의 부산물로, 빨리 제거된다."[39]

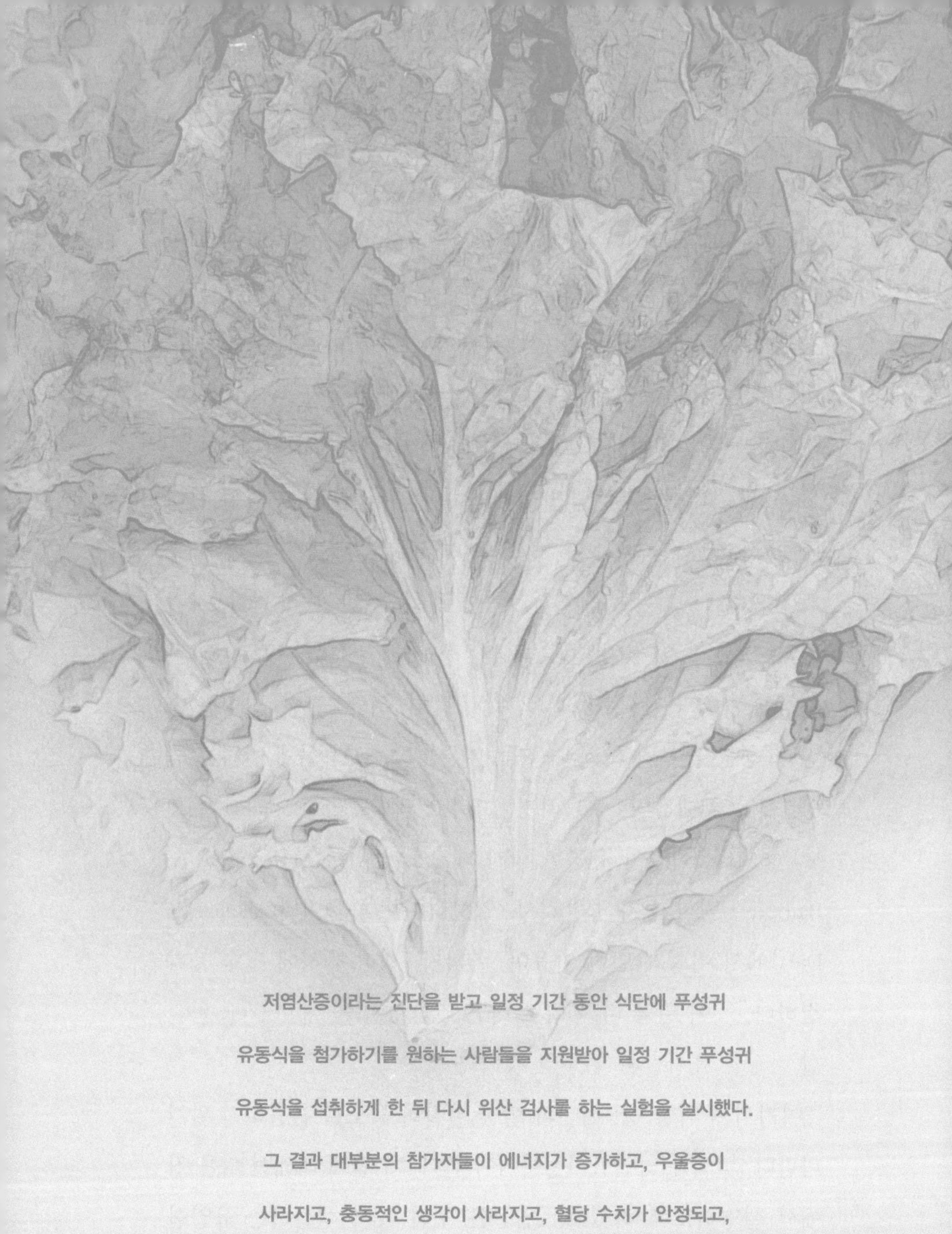

저염산증이라는 진단을 받고 일정 기간 동안 식단에 푸성귀

유동식을 첨가하기를 원하는 사람들을 지원받아 일정 기간 푸성귀

유동식을 섭취하게 한 뒤 다시 위산 검사를 하는 실험을 실시했다.

그 결과 대부분의 참가자들이 에너지가 증가하고, 우울증이

사라지고, 충동적인 생각이 사라지고, 혈당 수치가 안정되고,

배변을 규칙적으로 하게 되고, 비듬이 없어지고, 불면증이

사라지고, 체중이 개선되는 등의 긍정적인 변화가 나타났다.

제11장

로즈버그 연구

염산의 중요성에 대해 알게 된 뒤 나는 한 가지 연구를 수행하기로 결심했다. 일단 스크랩한 의학 기사를 바탕으로 저위산 징후에 기초를 두고 다음의 질문지를 작성했다. 그런 다음 천 부를 인쇄하여 그것을 내 학생들에게 배포했다. 결과는 충격적이었다! 질문지에 답한 학생의 98.5%가 저위산 징후를 가지고 있는 것으로 확인된 것이다. 당신도 혹시 저염산 증상을 가지고 있지 않은지 다음의 질문들에 답해 보라.

여기에 나온 증상들은 저염산증으로 인한 징후일 수 있다. '가끔 그렇다'에 표시가 많은 사람도 병원에 가 위산 수치를 점검해 볼 필요가 있다.

나는 러시아 출신의 한 의사와 대화를 하다 그들이 어떤 방법으로 저염산증을 테스트하는지 알고 싶어졌다. 방법은 다음과 질문들을 읽고 오른쪽에 있는 네모 칸에 표시하시오.

공통된 질문

	전혀 아니다	가끔 그렇다	자주 그렇다
식사 후 위가 더부룩하거나 트림을 하거나 위장에 가스가 차는가?	☐	☐	☐
소화 불량이나 설사, 변비가 있는가?	☐	☐	☐
입이 아프거나 얼얼하거나 마르는가?	☐	☐	☐
가슴앓이를 하는가?	☐	☐	☐
복합 음식 알레르기를 가지고 있는가?	☐	☐	☐
과식을 하면 메스꺼움 증상이 나타나는가?	☐	☐	☐
직장(直腸)이 가려웠던 경험이 있는가?	☐	☐	☐
손톱이 약하거나 벗겨지거나 갈라지는가?	☐	☐	☐
코와 뺨에 홍조가 나타나거나 핏줄이 확장되는가?	☐	☐	☐
성인 여드름이 나타나는가?	☐	☐	☐

여성만을 위한 질문

	전혀 아니다	가끔 그렇다	자주 그렇다
머리카락이 많이 빠지는 것을 경험해 본 적이 있는가?	☐	☐	☐
철분 결핍 증상이 있는가?	☐	☐	☐
배설 후 소화되지 않은 음식이 보이는가?	☐	☐	☐
만성 효모 감염증이 있는가?	☐	☐	☐
틀니를 참기 어려운가?	☐	☐	☐

같다. 먼저 사람들에게 1/4컵 분량의 비트(근대와 사탕무 따위) 주스를 마시게 한다. 그런 다음 대변이나 소변 색깔이 조금이라도 주스 색깔로 바뀌는지를 살펴보라고 한다. 여기서 주의할 것, 만약 색깔이 바뀌면 위산 수치가 낮은 것이다. 나는 그 사실을 알고 매우 놀랐는데, 왜냐하면 그 정도의 색깔 변화는 정상일 것이라 생각했기 때문이다. 하지만 몇 개월에 걸쳐 푸성귀 유동식을 마시고 근대 샐러드를 즐기게 되면서 우리 가족 중 누구에게서도 그러한 증상(색깔 변화)이 나타나지 않았다. 나는 그러한 변화를 푸성귀 유동식을 마신 결과라 확신하며 그 덕분에 우리 가족의 염산 수준이 개선된 것이라 생각했다. 이에 대해 더 확고한 증거를 얻기 위해 나는 위산에 대한 푸성귀 유동식의 효과를 증명해 줄 한 가지 연구를 계획했다. 나는 저염산증이라는 진단을 받고 일정 기간 동안 식단에 푸성귀 유동식을 첨가하기를 원하는 사람들을 지원받았다. 그들을 대상으로 일정 기간 푸성귀 유동식을 섭취하게 한 뒤 다시 검사를 할 계획을 세운 것이다.

우연의 일치였을까. 연구를 위해 나를 도와줄 의사를 찾고 있던 중 오리건(Oregon) 주의 작은 도시인 로즈버그(Roseburg)에서 전화 한 통이 걸려 왔다. 폴 피버(Paul Fieber)라고 하는 이름을 가진 의사였다. 그는 자기 부부가 최근에 생식을 시작했으며, 나의 조언과 도움이 필요하다고 했다. 많은 사람들이 저위산증을 가지고 있다는 사실이 놀랍다는 말도 나누었다.

다음 날 아침, 우리는 실험에 대한 자세한 내용을 논의하기 위해 만났다. 그는 실험에 참여하는 것에 대해 매우 큰 흥미를

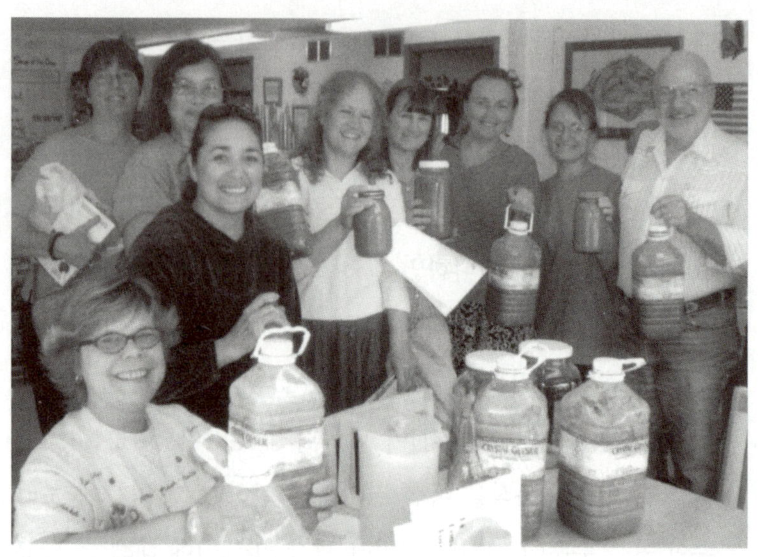

로즈버그 실험에 참가한 사람들

보였다. 그리고 그 다음 주, 이고르와 나는 영양학 강의를 위해 차로 무려 200km를 달려 로즈버그로 향했다. 강의가 끝나고 난 뒤 27명의 사람들이 한 달간 자신들의 식단에 매일 1L의 푸성귀 유동식을 추가하겠다고 약속했다.

그 계획은 2005년 4월 29일에 시작되었다. 우리 가족은 번갈아 가며 푸성귀 주스를 만들었다. 가능하면 다양한 맛을 내기 위해 구할 수 있는 과일과 푸성귀의 종류를 달리했다. 이고르는 그 소중한 결과물을 실험 대상자들에게 제공하기 위해 이틀마다 400km를 왕복하는 수고를 마다하지 않았다. 그것은 우리 가족뿐만 아니라 실험에 참여한 사람들, 그리고 그들의 가족을 위한 참으로 고귀한 헌신이었다. 실험에 참가한 사람들 또한 어느 누구도, 단 한 번도 유동식을 받으러 오는 것을 빼먹지 않았다.

나는 나의 새로운 가족인 그들에게 이런 고마운 마음을 전했다. 그 말에 그들은 이 실험의 중요성에 대해 잘 알고 있으며, 실험에 참여하는 것이 참으로 흥미롭고 즐겁다고 말했다. 자연적인 방법으로 위장 상태를 개선하고 싶다는 말도 덧붙였다.

다음은 피버 박사의 이야기다.

폴의 이야기

빅토리아(Victoria)와 그녀의 가족을 만난 것은 행운이었다. 놀랍게도, 운명이 우리를 만나게 한 것이다. 생식을 시작하면서 나와 아내는 건강을 개선하는 데 도움을 줄 조언자를 찾고 있었다. 빅토리아 역시 자신의 연구와 실험에 도움을 줄 사람을 찾고 있었다.

HCL(염산액)을 테스트하는 방법은 다양하지만 우리는 여러 가지 사항을 고려한 끝에 HCL 도전 실험이 우리에게 가상 좋은 방법이라는 결론을 내렸다. HCL 도전 실험은 적절한 위산을 생산하는 위의 능력을 결정하는 데 도움이 되도록 기획된 방법이다. 우리 몸은 적당한 자극에 반응하여 위산을 분비하도록 진화해 왔다.

음식을 예로 들면, 음식을 씹거나 단백질, 우유, 칼슘 소금, 커피 등(건강한 음식이든 아니든 간에)이 몸에 들어오면 위장강에 위치한 유문샘에 있는 가스트린 세포(G 세포)에서 가스트린(위액 분비 촉진 호르몬)이 방출된다. 가스트린은 체강벽에 있는 샘에서 산이 생산되어 위로 분비되게 하는 역할을 한다. 산 생산을 자극하는 또 다른 호르몬인 히스타민은 가스트린이 있어야만 작용할 수 있다. 생각보다 많은 사람들이 산 생산 과정에 문제가 있으며, 저염산증이나 무염산증을 앓고 있다는 것을 기억하라.

나를 찾는 많은 환자들이 위산 '과다' 분비로 인한 역류 현상을 호소한다. 내 경험에 의하면 위산 과다는 일반적인 증상이 아니다. 오히려 위산이 적절하게 분출되지 않는 것이 더 일반적이다. 이런 증상들은 소화 계통의 문제를 일으킬 수 있다. 위의 내용물의 식도로 역류하면 섭취한 음식물이 부패되고 배에 가스가 차며 복부 팽만이나 역류, 트림 등의 증상이 나타난다. 제산(除酸) 요법을 쓰면 일시적으로 증상이 완화되지만 근본적인 치료에는 도움이 되지 않는다.

실험 과정에서 각각의 참가자들은 10HCL 캡슐을 받았다. 그것은 네 끼 식사에 도전하기에 충분한 양이었다. 우리는 단백질이 풍부하고 복합적인 영양을 갖춘 식사를 하자고 약속했다. 먼저 첫 번째 식사에서는 캡슐 1개로 시작하여 가벼운 쓰림이나 자극이 없으면 다음 식사에는 캡슐 2알로 늘렸다. 그리고 반응에 따라 3개, 그리고 4개로 늘렸다. 27명의 참가자 가운데 2명이 캡슐 1개에 반응을 보여 바로 실험을 중단했다. 우리 그룹의 참가자들은 모두 어느 정도의 저염산증을 가지고 실험에 참가했다. 연령은 17세부터 80세까지 매우 다양했다. 참가자 모두에게 식단을 변경하지 말라고 요청했다. 매일 1L정도의 푸성귀 유동식을 마시기 시작한 지 한 달이 지났다. 우리는 한 달 간 몸에 어떤 변화가 일어났는지를 확인하기 위해 HCL 도전을 마쳤다. 도중에 한 참가자가 메스꺼움 증상이 나타나 중간에 탈락했다. 남은 24명의 참가자들 중 16명에게서 HCL 생산 개선 효과가 나타났다. 참가자의 66.7%에게서 그런 광범위한 개선 효과가 나타났다는 것은 주목할 만한 일이었다. 나는 이처럼 짧은 기간에 이렇게 눈에 띌 만한 효과를 볼 수 있을 거라고는 기대하지 않았다. 푸성귀 유동식에 들어 있는 여러 가지 영양소와 섬유소와 믿어지지 않을 만큼 커다란 결과를 만들어 낸 것이다. 참가자들 또한 한 달 전에 비해 몸이 확실히 좋아졌다는 것을 실감할 수 있을 정도였다(이 책 뒷부분에 있는 추천사들을 보기 바란다.).

나는 실험에 참여하기 전부터 아내와 약 2개월간 푸성귀 유동식을 마셔 왔다. 여기서부터는 내 개인적인 얘기를 조금 하고 싶다. 나의 경우 혈압과 맥박, 콜레스테롤 수치가 모두 만족할 만큼 개선되었다. 유동식을 섭취하는 과정에서 우리 부부는 조리한 음식에 대한 갈망이 사라지는 것을 경험했다. 푸성귀 유동식은 맛있기도 했지만 만족스러웠다. 당시 나는 코에 솟은 조그마한 혹 때문에 걱정이었다. 하지만 푸성귀 유동식을 마시기 시작한 지 한 달이 지난 어느 날 그 혹은 감쪽같이 떨어져 나간 것을 발견했다. 한때 그것이 있던 자리에 조그만 구멍이 남았을 뿐이다. 바로 이것이 내게 푸성귀 유동식의 놀라운 치료 효과를 입증해 주었다.

나는 개인적으로 그런 의미 있는 실험에 참가할 기회를 준 빅토리아에게 감사한다. 나는 다른 사람을 돕는 데 그렇게 헌신적이고 열정적인 사람을 지금껏 만나 본 적이 없다. 그녀는 나의 생활을 완전히 바꾸어 놓았다.

피버 박사도 언급했듯이 우리는 어떤 극적인 변화를 기대하면서도 그것이 그토록 짧은 기간 내에 이루어질 거라곤 생각지

않았다. 이러한 실험의 대부분은 3개월 내지 6개월 정도로 계획되는데, 사실 푸성귀 유동식에 들어가는 재료비가 만만치 않았기 때문에 경제적으로 가능한 만큼만 행하였다. 로즈버그 실험은 푸성귀 유동식을 꾸준히 섭취하는 것이 위산 수준을 개선해주어 사람들의 건강에 큰 도움을 준다는 결론을 가져다 주었다. 푸성귀 유동식을 섭취하면 다음과 같은 효과를 기대할 수 있다.

- 효과적인 영양소를 더 많이 흡수할 수 있다.
- 병원(病原) 감염과 기생충 침습의 가능성이 낮아진다.
- 알레르기 치료에 도움이 된다.
- 건강을 전반적으로 개선할 수 있다.

흡수율이 높다는 것은 좋은 일이다. 예를 들어 칼슘 흡수율이 높으면 골다공증 위험이 낮아지고, 철분 흡수율이 높으면 빈혈을 치료하는 데 도움이 되며, 비타민B군의 흡수율이 높으면 신경계 질환을 예방하는 데 도움이 된다.

당신은 이 책 뒷부분에서 로즈버그 실험에 참가한 사람들의 개인적인 증언을 읽게 될 것이다. 겨우 한 달간 푸성귀 유동식을 섭취했을 뿐인데 그들은 여러 가지 변화를 겪었다. 에너지가 증가하고, 우울증이 사라지고, 자살과 같은 충동적인 생각들이 사라지고, 급격한 변화를 보이던 혈당 수치가 안정되고, 배변을 규칙적으로 하게 되고, 비듬이 없어지고, 불면증이 사라지고, 천식으로 인한 발작 증상이 없어지고, 생리 전 증후군(PMS)이 없어지고, 손톱이 튼튼해지고, 커피를 덜 마시게 되고, 성생활이 개선되고, 여드름이 없어지고 피부가 깨끗해지는 등의 변화 말이다. 체중 감량을 원하는 대부분의 참가자들은 평균 2.5~4.5kg 정도 체중이 감소했고, 반대로 체중 증가를 원하던 참가자들은 0.5~1kg 정도 체중이 늘었다는 사실도 흥미롭다.

심지어 로즈버그 실험에 참가한 사람들이 자신들의 몸에 나타난 변화와 결과에 흥분하여 자신들의 마을 이름을 Raw's burg(날것의 마을)로 바꿀 것을 고려하고 있다는 소문도 들려 왔다.

실험에 의해 푸성귀 유동식의 치료 효과가 입증되었다는 사실은 이 단순한 마실거리를 특별한 것으로 만들어 준다. 내가 아무것도 팔려고 하지 않는다는 사실을 알아주기 바란다. 나는 가능한 한 많은 사람들이 식단에 푸성귀 유동식을 추가해 주기를 바랐을 뿐이다.

로즈버그에서 상트페테르부르크로

상트페테르부르크(Saint Petersburg)에 있는 건강영양센터(The Health Nutritional Center)의 ROSTKI에서 로즈버그 연구와 비슷하면서도 더 새롭고 자세한 연구가 시작되었다는 것을 많은 사람들에게 알린다는 사실이 감격스럽다. 8년간 이 센터는 의사와 교수, 그리고 과학자들의 지도 아래 인간의 건강과 엽록소의 관계에 대한 다양한 연구를 해 왔다. 그 결과 푸성귀 유동식을 마시는 것이 위에서의 HCL의 농도와 비타민B_{12}의 수준에 미치는 효과에 대한 연구를 수행하기 위한 예산을 승인받았다.

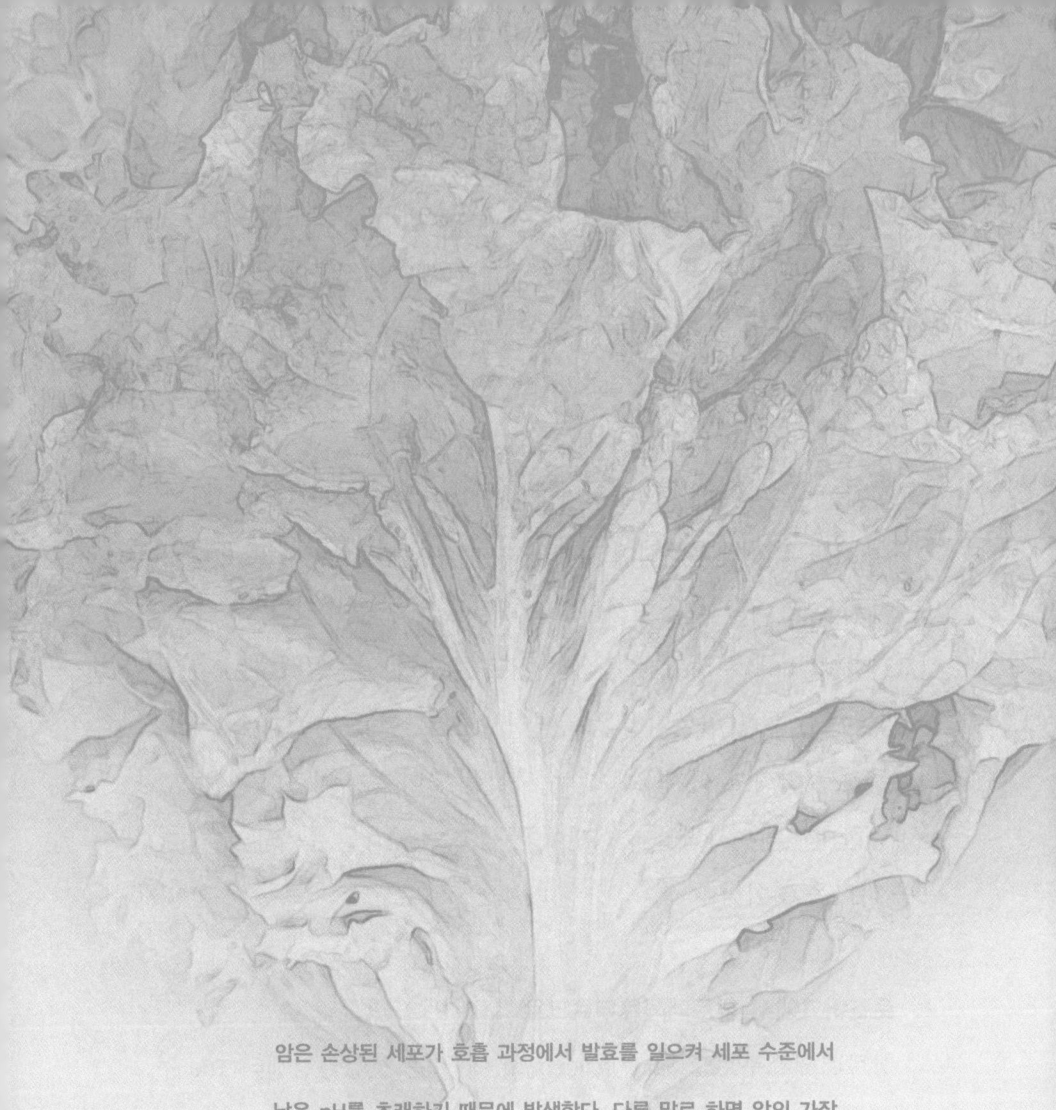

암은 손상된 세포가 호흡 과정에서 발효를 일으켜 세포 수준에서

낮은 pH를 초래하기 때문에 발생한다. 다른 말로 하면 암의 가장

큰 원인은 인체의 산성화에 있다는 것이다. 특히 혈액이 산화되면

암에 걸릴 가능성이 높아진다. 그런데 대부분의 사람들이 pH

균형의 중요성에 대해 잘 모르고 있다. 식품들의 pH 지수를 아는

것이야말로 매일의 식사를 계획하고 영양의 균형을 맞추는

방법이다. 엽채류의 풍부한 섭취를 통해 pH를 알칼리성으로

유지하자.

제12장

푸성귀는 몸을 알칼리성으로 만들어 준다

나는 종종 건강에 대한 연구가 수십 년간 똑같은 선상에서 진행되고 있다고 느낀다. 그러는 동안 암 환자는 해마다 계속해서 증가하고 있다. 2005년도 통계를 살펴보자.[40]

- 1,372,910건의 새로운 암 환자가 발생한 것으로 집계되었고, 570,260명의 암 환자가 사망할 것이며, 5년 생존율이 1970년대과 비교해 50%에서 74%로 높아졌다.
- 폐암이 가장 큰 사망 요인으로, 163,510명의 환자가 목숨을 잃은 것으로 집계되었다.
- 약 232,090명이 전립선암을 진단받을 것이며, 그중 30,350명이 사망할 것이다.
- 약 211,240명의 여성이 유방암을 진단받을 것이며, 그중

40,410명이 사망할 것이다.

나는 러시아도 그렇고 미국도 그렇고 의료의 대부분이 질병의 2차 원인에 초점을 맞추고 있다고 생각한다. 나는 그것이 차에 휘발유를 넣는 대신 맨손으로 휘발유가 떨어진 차를 밀거나 배고픈 사람에게 음식을 주는 대신 위로의 말을 건네는 것처럼 느껴질 뿐이다. 그렇다면 질병의 가장 큰 원인은 무엇일까?

현재 우리는 질병에 대한 지나치게 많은 의견과 우리를 혼란시키는 정보의 바다에 빠져 있다. 하지만 질병의 가장 큰 원인에 대해서는 지난 1931년에 이미 명확하게 진술되었다고 본다.

지금으로부터 80여 년 전, 독일의 오토 바르부르크(Otto Warburg) 박사는 암이 세포 수준에서 산소 부족으로 인해 약화된 세포의 호흡 때문에 생긴다는, 이른바 '산소 결핍증에 의한 대사 장애' 라는 사실을 발견하여 노벨의학상을 수상했다. 바르부르크에 의하면 손상된 세포 호흡이 발효를 일으켜 세포 수준에서 낮은 pH를 초래한다는 것이다.

바르부르크는 자신에게 노벨의학상을 안겨 준 이 연구에서 암세포의 환경을 설명했다. 정상적인 건강한 세포는 포도당을 에너지로 변환하기 위한 산소를 더 이상 받아들이지 못하면 역변환을 당하게 된다. 산소가 없으면 세포는 발효 과정을 통해 포도당을 변환함으로써 자신에게 자양분을 공급하는 원초적 영양 프로그램을 진행한다. 발효에 의해 생산된 젖산은 세포의 pH(산/알칼리 균형)을 낮추고 DNA와 RNA가 세포 분열을 통제

하는 작용을 파괴한다. 이렇게 되면 암세포가 증가하기 시작하는데, 이 과정에서 젖산이 세포 효소들을 파괴하게 되고, 그 결과 심한 국부적 통증이 나타난다. 그리고 암은 죽은 세포를 토대로 빠르게 성장하는 외부 세포 표피로 나타난다.

바르부르크 박사의 말을 들어 보자. "…… 그 누구도 암이 무엇이며, 그 원인이 무엇인지 알지 못한다고 할 수 없다. 반대로, 어떤 질병도 그 주요 원인이 이보다 더 잘 알려진 것은 없다, 즉 무지가 예방에 관해 더 이상 아무것도 할 수 없다는 핑계가 될 수 없다."[41]

바르부르크 박사는 암이 무산소(산소가 없는) 상태나 산을 생성해야만 생긴다는 사실을 증명함으로써 노벨상을 수상했다. 이는 곧 다른 말로 하면 암의 가장 큰 원인이 인체의 산성화에 있다는 것이다. 하지만 인타깝게도 내기 그의 연설문을 읽을 당시 그는 이미 이 세상 사람이 아니었다.

여기서 한 가지 의문이 생긴다. 바르부르크 박사의 발견이 그토록 중요하고, 그래서 노벨상을 수상했음에도 불구하고 왜 사람들은 pH에 대해 제대로 알지 못할까 하는 점이다. 인체의 혈압과 체온의 중요성이 알려지자마자 혈압계와 체온계처럼 그것을 측정하는 기구들이 발명된 것과는 매우 상반된 결과다. 병원에 갈 때마다 혈압과 체온은 측정하지만 pH를 잰 기억은 거의 없다. 고혈압과 고열은 비록 유쾌하지는 않지만 그렇다고 암을 일으키지는 않는다. 하지만 혈액이 산화되면 암에 걸릴 가능성이 높아진다. 이것이 바로 바르부르크 박사의 주장이다. pH를 측정하는 것은 그래서 중요하다.

나는 주장한다. 학교에서는 아이들에게 pH 지수를 가르치고, 소비자들에게 판매되는 모든 식품에는 칼로리와 영양가 표시와 함께 내용물 표시 라벨에 pH 지수를 공개해야 한다고.

한 예로 파르마산 치즈에는 그것이 −34나 되는 극 산성 식품이라는 것을 알리는 붉은색 경고 라벨을 붙여야 한다. 이와 반대로 시금치는 pH 지수가 +14인 탁월한 알칼리성 식품이라는 금색 라벨을 붙일 필요가 있다. pH 지수는 지금껏 꾸준히 생화학 실험실에서 측정되어 오긴 했지만 단지 식품을 보는 것만으로는 짐작할 수 없다. 예를 들어 비타민C의 보고로 알려진 레몬은 알칼리성 식품인 데 반해 호두는 약산성 식품이다. 신맛이 나는 레몬이 알칼리성 식품이라는 사실에 많은 사람들이 놀라곤 한다. 나는 미국농무성의 식품 피라미드가 가능한 한 빨리 다양한 식품들의 pH를 반영해야 한다고 생각한다. 알칼리성 식품을 섭취하는 정도에 따라 사람들의 건강이 개선될 거라고 확신하기 때문이다. 로버트 영(Robert Young)의 저서 《pH 기적(The pH Miracle)》이라는 책을 보면 여러 가지 식품들의 pH 수치를 확인할 수 있다.

체중을 증가시키는 가장 큰 주범인 지방질은 사실 식이요법을 하는 사람들에겐 매우 매혹적인 성분이다. 하지만 영양 성분에 대한 잘못된 인식은 사람들을 혼란스럽게 할 뿐만 아니라 그토록 많은 사람들이 과체중으로 고생하면서도 왜 체중 감량에 성공하지 못하는지 그 이유를 설명해 주기도 한다.

치즈를 먹는다고 하자. 사실은 치즈에 들어 있는 지방 함량이 문제이기도 하지만 그보다 산도가 높기 때문에 체중이 줄어들지 않는다는 사실을 알고 있는 사람이 얼마나 될까? 우리 몸은 높은 pH에 반응하여 그 산을 저장하기 위한 지방 세포를 만들어 낸다. 예를 들면 아몬드는 70%가 지방질이고, 돼지고기는 58%가 지방질이다. 하지만 돼지고기는 -38이나 되는 굉장히 높은 산성 수치를 가진 식품인 반면 아몬드는 +3의 알칼리성 식품이다.[42] 이것이 바로 식품의 영양과 더불어 우리가 pH 수치를 알아야 하는 이유다. 각 식품에 pH 수치 라벨을 부착하여 소비자가 즉각 그 수치를 확인할 수 있게 해야 하는 이유도 여기에 있다. 식품들의 pH 지수를 아는 것은 매일의 식사를 계획하고 영양의 균형을 맞추는 데 큰 도움이 된다.

1965년, 어머니가 살아 계실 당시, 나는 그녀가 수박과 오이에 아무런 영양가가 들어 있지 않다고 하는 한 건강 잡지의 글을 읽고 눈물을 흘리시던 모습을 지금도 생생하게 기억한다. 수박과 오이는 우리 가족이 가장 좋아하는 식품이었다. 그리고 40년이 지난 지금 나는 오이와 수박이 강한 알칼리성 식품으로, 돼지고기와 쇠고기 등의 육류 섭취로 인해 몸이 산성화되는 것을 중화해 주는 효과가 있다는 사실을 배우고 있다. 나는 우리 부모님이 그런 주장에도 불구하고 우리에게 수박과 오이를 계속해서 먹게 해 주신 점에 대해 감사한다.

몇 해 전, 러시아로 돌아가 간호사가 되기 위한 공부를 하고 있을 때 한 교수님이 말씀하시기를, 음식 중의 콜레스테롤은 혈중 콜레스테롤 수준에 기여하지 않는데, 그것은 콜레스테롤을 만드는 것이 간(肝)이기 때문이라고 했다. 그래서 나는 아버지가 심장 센터에 머무는 동안 고지방식과 동물성 단백질 식사를 제공받았음에도 불구하고 놀라거나 실망하지 않았다. 아버지에게 심한 심장 발작이 일어난 뒤 병원에서는 아버지에게 육수와 우유를 곁들인 쇠고기를 제공했다. 나중에 pH 균형의 중요성에 관해 알고 난 뒤 나는 지방질과 동물성 단백질 식품에서 나오는 독소를 묶어 버리고 산성 찌꺼기를 비활성화하기 위해 간에서 이른바 '나쁜' 콜레스테롤이라 불리는 지방 단백질(LDL)이 생성된다는 사실을 알게 되었다. 하지만 불행하게도 나는 이 주제에 관한 나의 첫 책인 《알칼리화냐 죽음이냐(Alkalize or Die)》[43]를 아버지가 두 번째 심장 발작을 앓고 돌아가신 지 두 달 뒤에 출간하고 말았다.

그렇다고 해서 음식이 우리 몸의 pH 균형에 영향을 미치는 유일한 요소는 아니다. 스트레스도 우리 몸에 잠재적으로 산성 찌꺼기를 남길 수 있다. 이와 반대로 신경을 진정시키고 이완시켜 주는 행동은 우리 몸을 알칼리성으로 만들어 줄 수 있다.

그밖에 우리 몸을 산성화시키는 잠재적 요인들은 다음과 같다. 거칠고 모진 말을 내뱉거나 듣는 것, 지나치게 큰 음악 소리나 소음, 교통 혼잡, 질투심, 복수심, 아기의 울음소리, 과로, 지나친 운동, 수업의 시작과 끝, 휴가, 공포심과 스트레스를 주는 영화, TV를 보거나 듣는 것, 지나치게 오랜 통화, 청구서나 신용카드 대금을 지불하는 것 등.

반대로 우리 몸을 알칼리화해 주는 잠재적 요인들은 다음과
같다. 미소와 포옹, 웃거나 농담을 하는 것, 클래식 또는 조용한
음악을 듣는 것, 강아지를 돌보는 것, 칭찬을 듣거나 축복의 말
을 듣는 것, 부드러운 메시지를 받는 것, 아늑하고 깨끗한 환경
에 머무는 것, 자연에 머무는 것, 어린아이들이 웃거나 노는 모
습을 보는 것, 별빛이나 달빛 아래서 걷거나 자는 것, 정원에서
일하는 것, 꽃을 관찰하는 것, 노래를 부르거나 악기를 연주하
는 것, 진지하고 다정한 대화를 하는 것 등.

나는 주변에서 일어나는 다양한 일들에 대한 내 몸의 반응을
관찰하고, 그것이 내가 원치 않는 내부 스트레스라는 것을 알면
식단뿐만 아니라 생활 방식 전체를 바꾸는 것이 도움이 된다는
사실을 알게 되었다.

사실 대부분의 사람들이 pH 균형의 중요성에 내해 잘 모르기
때문에 건강한 식단을 찾는 사람들 사이에서도 혼란이 빚어지
는 것이다. 그들은 긍정적인 결과를 보지 못해도 자주, 그리고
여러 가지 방법을 시도한다. 한 예로 나만 해도 여러 해에 걸쳐
생 음식만 먹어 오고 있다. 덕분에 예전에 비해 건강해진 것은
사실이지만 푸성귀 섭취량을 늘리기 전까지만 해도 내가 바라
는 최상의 결과에 도달하지는 못했다. 나는 이 주제에 관해 다
양한 책과 관련 기사들을 찾아 읽었고 리트머스 시험지를 구입
하여 내 pH 수치를 측정해 보기도 했다. 그러나 나의 타액과 소
변은 잴 때마다 거의 산성으로 나왔다. 더 혼란스러워진 나는
측정하는 것을 멈추기로 했다. 생식을 하는 것이 최고라고 생각

했는데 그게 아니었던가. 그것보다 더 좋은 게 무엇이란 말인가. 그때까지도 나는 알칼리의 균형을 유지하는 것이 중요하다는 사실을 깨닫지 못하고 있었던 것이다.

푸성귀 유동식을 마시기 시작한 뒤 나는 다시 한 번 pH 수치를 체크해 보았다. 타액과 소변 두 가지를 모두 측정했고, 리트머스 시험지가 알칼리성을 의미하는 초록빛을 띠는 것을 보고는 놀랐다.

우리가 섭취하는 음식과 pH 수치의 관계를 알게 된 나는 우리 가족을 위해 pH 측정 테이프를 사서 필요할 때마다 언제든 측정할 수 있도록 욕실과 부엌에 놓아두었다. 수시로 pH 수치를 측정함으로써 건강하다는 것을 확인하고 안심할 수 있도록 하게 하기 위함이었다. 그렇게 오랫동안 100% 생식을 한 뒤에야 나는 많은 양의 짙은 엽채류를 섭취해야만 pH를 알칼리성으로 유지할 수 있다는 결론에 도달했다. 여기서 말하는 많은 양이란 매일 두 다발 또는 500~1kg 정도를 말한다.

그런데 어떤 사람은 마른 푸성귀를 포함한 보충제나 보충 식품의 섭취를 통해 pH의 균형을 유지하려고 한다. 이것은 물론 프렌치프라이를 먹는 것보다는 낫지만 신선한 푸성귀를 섭취하는 것과는 비교가 안 된다. 보충제나 보충 식품은 일단 조리를 거친 음식으로, 조리 과정에서 영양소의 내용이 바뀌거나 사라지는 경우가 있다. 또 캡슐이나 알약은 크고 집중된 형태로 우리 몸에 들어오기 때문에 어떤 추가적인 영양소의 경우 배설 과정에서 부작용을 유발할 수도 있다.

이런 이유로 푸성귀를 섭취하는 데 있어 우리가 선택할 수 최고의 방법은 푸성귀 유동식이라고 할 수 있는데, 그것은 완전 식품이고, 신선하고, 만드는 데 1분도 걸리지 않는 간단한 식품이기 때문이다.

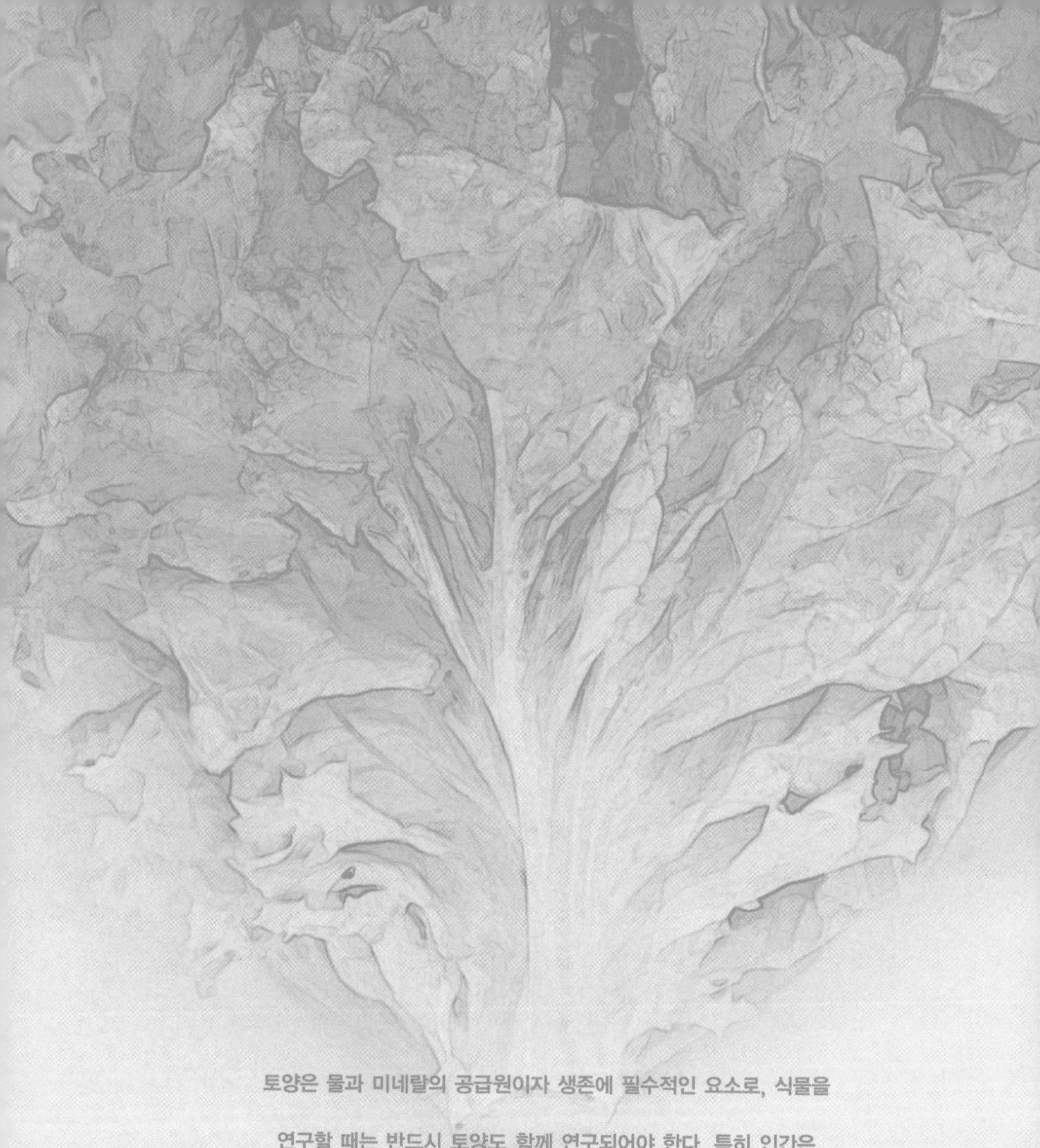

토양은 물과 미네랄의 공급원이자 생존에 필수적인 요소로, 식물을

연구할 때는 반드시 토양도 함께 연구되어야 한다. 특히 인간은

식물을 통해 토양 속에 들어 있는 미네랄을 섭취하기 때문에

토양의 질은 그것을 먹는 사람과 동물의 건강에 큰 영향을 미친다.

한 마디로 우리의 건강은 식품이 자라는 토양의 질에 달려 있다.

인간을 위한 영양분의 원래 공급원은 식물이 아닌 토양이기

때문이다.

제13장

건강한 토양은 금보다 위대하다

"우리는 지구의 먼지들이다." – 버나드 젠센

'자연적 정원 가꾸기 방법(permaculture)'에 관한 첫 번째 책을 읽고 난 뒤 나는 토양에 대한 뜻밖의 사실들을 알게 되었다. 그리고 그것은 나의 습관을 바꿔 주는 큰 계기가 되었다. 그 결과 퇴비를 주고, 자원을 재활용하고, 유기농 식품을 구입하는 것에 더하여 나는 나만의 조그만 텃밭을 가꾸게 되었다. 더 중요한 것은 내가 토양에 큰 관심을 갖게 되었다는 것이다.

지구상에 식물이 생긴 뒤로 그들은 놀라울 만큼 자급자족하는 능력을 발휘해 왔다. 태양과 서로 유익한 관계를 유지하면서 자신의 토양을 '일구어 온' 것이다. 식물이 죽었다고 치자. 우리 눈에는 그저 땅에 넘어져 서서히 썩어 가고 벌레들에게 잡아먹히는 것처럼 보일 것이다. 그러나 학자들이 연구한 바에 의하면 죽은 식물은 어떤 특정한 박테리아와 곰팡이에게만 먹힌다고 한다. 학자들은 이 사실에 큰 충격을 받았다.[44] 식물은 자신의 썩은 몸으로 미생물과 지렁이 같은 땅속의 벌레를 끌어들이는 방법을 '알고 있다.' 그리고 그것은 그 식물의 자매 세포를 자라게 하는 토양에 유용한 미네랄을 생산한다. 식물이 자신의 토양으로 특별한 미생물을 끌어들이는 한 가지 방법은 뿌리 속에 더 많은 당분을 빨아들이는 것이다. 당근이나 감자의 뿌리는 다른 부분보다 훨씬 더 달콤하다. 식물과 미생물은 공생 관계를 통해 서로에게 유익한 선택을 하는 것이다.[45] 인간이나 동물과 마찬가지로 식물도 유용한 미네랄이 풍부한 부식토(유기물)를 생산하는 특정한 미생물과 특별한 곰팡이를 '기른다.' 이처럼 토양의 질은 매우 중요한데, 물과 미네랄의 공급원일 뿐만 아니라 생존 자체에 필수적인 요소이기 때문이다. 그런 만큼 식물을 연구할 때는 반드시 토양도 함께 연구되어야 한다.

만일 우리가 식물로부터 어떤 영양소를 받아들이는가에 관심을 갖는다면 식물이 토양으로부터 받아들이는 영양분의 질을 절대로 무시할 수 없을 것이다. 그것은 우리가 식물을 통해 토양 속에 들어 있는 미네랄을 섭취하기 때문이다. 식물이 자라는 토양의 질은 그것을 먹는 사람과 동물의 건강에 큰 영향을 미친다.

순종 말에 대한 다음의 예는 토양이 사람과 동물에게 미치는 영향을 잘 보여 준다. '거대한 페르슈롱(percheron, 프랑스 북부 페르슈 원산의 짐말)을 노르망디 남쪽 프랑스 지역의 토양에서 길렀더니, 비록 크기는 조금 작아졌지만 혈통은 그대로 유지되었다. 하지만 몇 세대 지나지 않아 코사크(cossack) 말과 비슷한 크기로 줄어들었다.'[46] 이것은 식물이 자라는 토양이 그만큼 중요하다는 것을 의미한다. 다른 말로 하면, 우리의 건강은 식품이 자라는 토양의 질에 달려 있는데, 왜냐하면 인간을 위한 영양분의 원래 공급원은 식물이 아닌 토양이기 때문이다.

유기농과 전통적인 텃밭 가꾸기의 가장 큰 차이는 다음과 같다. '전통적인 농업은 식물을 기르려고 하는 반면 유기농은 토양의 미생물을 기르려고 한다' 는 것이다.[47] 다시 말해 전통적인 농부는 토양 속에 있는 미생물을 무시하고 식물에 칼륨이나 나트륨을 비롯한 화학 성분을 공급하지만 유기농법을 하는 농부는 토양 속에 있는 생물을 기르고 돌본다는 것이다. 이것은 식물에 균형 있는 영양분을 제공해 준다. 인간이 음식이 아닌 화학 물질만으로 생명을 유지할 수 없듯이 토양 속에 있는 미생물도 인조 비료만으로는 살아남을 수 없다. 화학 물질로 인해 모든 미생물이 파괴되어 버리면 토양은 티끌로 바뀐다. 이 티끌 속에 아무리 다양한 화학 물질이 들어 있다고 한들 그 속에서는 어떤 식물도 성장할 수 없다.

우리는 식물 섭취를 통해 토양 속에 들어 있는 미생물이 만들어 낸 필수 영양소를 받아들인다. 유기물이 풍부한 토양이나 부식토에서 자란 식품일수록 더 많은 영양분을 가지고 있다.

다음에 나오는 표를 통해 유기농과 전통적인 방법에 의해 재배된 식품의 놀라운 차이를 확인하기 바란다.[48] 먼저 토마토와 시금치의 철분 함량을 체크해 보자. 전통적 농법으로 재배된 식

채소	건조물 무게비		건조물 100g당 동일 분쇄량				일백만 건조물 당 흔적양				
	총미네랄	인	칼슘	마그네슘	칼륨	나트륨	붕소	망간	철	구리	코발트
껍질콩											
유기농	10.45	0.36	40.5	60.0	99.7	8.6	73.0	60.0	227.0	69.0	0.26
상업용	4.04	0.22	15.5	14.8	29.1	0.9	10.0	2.0	10.0	3.0	0.00
양배추											
유기농	10.38	0.38	60.0	43.6	148.3	20.4	42.0	13.0	94.0	48.0	0.15
상업용	6.12	0.18	17.5	13.6	33.7	0.8	7.0	2.0	20.0	0.4	0.00
상추											
유기농	24.48	0.43	71.0	49.3	176.5	12.2	37.0	169.0	516.0	60.0	0.19
상업용	7.01	0.22	16.0	13.1	53.7	0.0	6.0	1.0	9.0	3.0	0.00
토마토											
유기농	14.20	0.35	23.0	59.2	148.3	6.5	36.0	68.0	1938.0	53.0	0.63
상업용	6.07	0.16	4.5	4.5	58.8	0.0	3.0	1.0	1.0	0.0	0.00
시금치											
유기농	28.56	0.52	96.0	203.9	237.0	69.5	88.0	117.0	1584.0	32.0	0.25
상업용	12.38	0.27	47.5	46.9	84.6	0.0	12.0	1.0	49.0	0.3	0.20

품에는 코발트가 거의 들어 있지 않다는 점에 주목하자. 코발트는 비타민B$_{12}$(Cobalamin)의 기초 재료로 쓰이는 만큼 전통적인 방식으로 재배된 식품만 먹을 경우 비타민B$_{12}$가 결핍될 우려가 있다.

사실 식물은 인간보다 훨씬 뛰어난 '농부'라 할 수 있다. 오랜 세월에 걸쳐 이뤄 온 그들의 똑똑한 '가꾸기'의 결과 우리는 풍부한 미생물이 존재하는 표층토를 물려받게 되었다. 피터 톰킨스(Peter Tompkins)와 크리스토퍼 버드(Christopher

Bird)는 자신들의 베스트셀러인 《토양의 비밀(Secrets of the Soil)》에서 이렇게 밝혔다. "지구 위의 모든 미생물 세포를 다 모아 놓은 무게는 지구에 사는 동물의 25배에 이른다. 잘 경작된 땅 1에이커에는 0.5톤의 미생물이 들어 있으며, 매일 1톤씩의 기름진 똥을 배설하는 지렁이 같은 1톤의 땅속 벌레를 가지고 있다."[49]

그러나 '고도의 기술'이 발휘된 인간의 정원술이 내놓은 결과물은 사뭇 다르다. 미국에 있는 농장의 토양 대부분은 2% 미만의 유기물밖에 가지고 있지 못하다. 참고로 화학 시대 이전에는 그 수치가 60~100% 정도였다. 생태식물학자이자 자연적 텃밭 가꾸기 전문가인 데이비드 블럼(David Blume)에 따르면, "대부분의 상업용 1급 농사 토양은 2%의 유기물을 함유하는 행운을 가졌는데, 그것은 산 땅과 죽은 땅의 경계선이 된다."[50]고 한다.

데이비드 블럼에 의하면 자연적인 재배 기술을 시멘트처럼 딱딱한 진흙으로 되어 있는 극도로 고갈된 땅에 적용한 결과 2년 만에 유기물 수준을 25%까지 끌어올릴 수 있었다고 한다. 여기서 그는 미국농무성이 1평방 피트당 수확이 가능하다고 주장하는 생산량의 무려 8배[51]에 달하는 양을 수확했다.

사실 화학 비료로는 토양에 성공적으로 영양을 공급할 수 없는데, 그 이유는 '생물학과 화학은 같지 않기 때문'이다.[52] 이 말은 곧 다른 말로 하면 화학 비료는 토양의 독특한 질을 형성하는 산 효소를 놓치고 있다는 것이다. 각 나라에서 행해진 연구 결과들에 따르면 이러한 '생물학적 변이'가 그 토양에서 자라는 식물에 좋은 영향을 끼치면 토양의 효소들은 한 원소에서 다른 원소로 변형될 수 있다. 여러 연구들에서 가져온 다음의 인용문들을 살펴보자.

● 파리대학교 과학학부의 렌 푸론(Rene Furon) 교수는 이렇게 말한다. "자연은 칼슘으로부터 마그네슘을 만들고(그 반대도 가능하다.) 나트륨에서 칼륨이 나올 수 있다는 사실을 더 이상 부인할 수 없다."[53]

● 일본 마츠시다 전기 회사의 생물학 연구 실험실의 책임자인 코마키(Komaki) 씨는 말한다. "어떤 박테리아와 곰팡이, 효모 두 종류를 포함한 다양한 미생물이 나트륨을 칼륨으로 변이시킬 수 있다."[54]

● 러시아의 P. A.코롤로코브 교수는 말한다. "…… 규소가 알루미늄으로 화학 변화될 수 있다. 우리는 급격한 변화를 겪고 있는데, 그것은 사소한 것뿐만 아니라 우리가 물려받은 자연 과학의 근본적인 부분까지 영향을 미친다. 자연적인 조건에서는 어떤 화학적 원소도 다른 원소로 바뀔 수 있다는 것을 인정해야 할 때가 왔다."[55]

● 이는 곧 화학 비료는 절대로 살아 있는 토양을 풍요롭게

할 수 없으며, 오히려 해를 끼치거나 심지어 파괴할 수도 있다
는 말이다. 그 결과 식물은 물론이고 동물과 사람을 극도로 황
폐화시킬 수 있다.

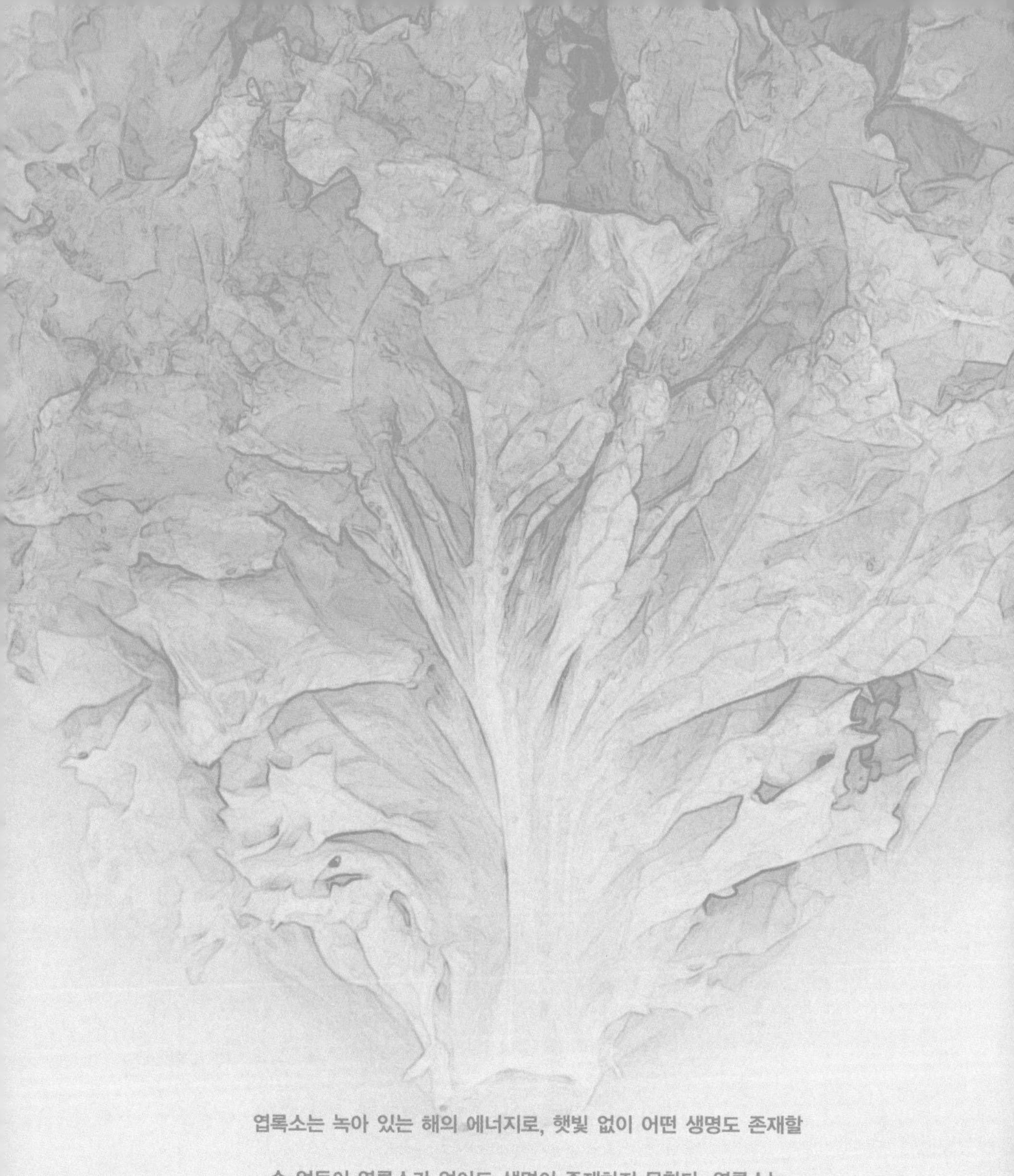

엽록소는 녹아 있는 해의 에너지로, 햇빛 없이 어떤 생명도 존재할

수 없듯이 엽록소가 없어도 생명이 존재하지 못한다. 엽록소는

모든 장기를 치료하고 깨끗하게 해 주며, 질병을 유발하는

박테리아나 곰팡이, 암세포 등을 파괴하는 역할을 한다. 그중에서도

푸성귀는 엽록소의 주요 공급원으로, 푸성귀 유동식을 마시는 것이

엽록소를 섭취하는 가장 좋은 방법이다.

제14장

엽록소의 치료 효과

"그 어떤 것이라도, 심지어 풀잎 하나라도, 주의 깊게 살펴보는 순간 그
자체가 신비스럽고 경이롭고 형언할 수 없을 정도로 장엄한 것이 된다."
― 헨리 밀러(Henry Valentine Miller, 1891~1980)

한 해 한 해 나이를 먹을수록 나는 자연에 더 감탄하게 된다.
아침 등산을 하며 우연히 사슴이나 나람쥐를 민나면 나는 그대
로 멈춰 서서 그들을 '뚫어지게 응시'한다. 마치 다른 일은 안
중에도 없다는 듯 거기에만 집중한다. 나는 꽃과 동물, 나무, 그
리고 특별히 태양에 신비를 느낀다. 태양을 바라보는 것이 공짜
이고, 태양이 모든 사람에게 똑같이 비친다는 사실에 감사한다.

이처럼 많은 사람들이 태양을 즐긴다. 꾸준히 햇빛을 쪼이면
기분이 좋아질 뿐만 아니라 더 건강해 보이기까지 한다. 우리는
가능한 한 많은 햇빛을 쪼이려고 한다. 하지만 햇빛의 녹은 형
태, 즉 엽록소(葉綠素, chlorophyll)를 아는 사람은 많지 않다.

사실 엽록소는 햇빛만큼이나 중요하다. 햇빛 없이 어떤 생명
도 존재할 수 없듯이 엽록소가 없어도 생명이 존재하지 못한다.

엽록소는 녹아 있는 해의 에너지다. 엽록소를 가능한 많이 섭취한다는 것은 몸속의 장기들을 햇빛으로 목욕하는 것과 같다. 엽록소 분자는 놀랄 만큼 인간의 피, 헴(heme, 환원 헤마틴, 헤모글로빈의 색소 성분)과 닮았다.[56] 엽록소는 우리를 극진히 보살피고 끊임없이 사랑해 주는 어머니처럼 우리 몸을 돌본다. 모든 장기를 치료하고 깨끗하게 해 주며, 몸속의 많은 적, 예를 들면 질병을 유발하는 박테리아나 곰팡이, 암세포 등[57]을 파괴한다.

최상의 건강 상태를 유지하기 위해서는 장(臟)내에 '좋은' 박테리아가 80~85% 정도 있어야 한다. 친화적인 박테리아는 우리 몸에 필요한 필수 영양소인 비타민K와 비타민B군을 비롯해 여러 가지 유익한 효소와 물질을 만들어 낸다. 이러한 '좋은' 또는 '호기성(好氣性) 균'은 산소가 있으면 번성한다. 몸속 세포에 산소가 충분하지 않으면 '나쁜' 박테리아가 번성하여 여러 가지 감염과 질병을 일으키는 이유도 여기에 있다. 이처럼 병을 일으키는 박테리아는 혐기성(嫌氣性)으로, 산소를 싫어한다. 문제는 이들 '좋은' 박테리아가 항생제나 영양이 불균형된 식단, 과식, 스트레스 등과 같은 여러 가지 요인에 의해 파괴된다는 데 있다. 이렇게 되면 우리 몸속의 대부분이 독소와 산성 찌꺼기를 가진 이른바 '나쁜' 박테리아로 채워진다. 나는 장 속에 혐기성 박테리아가 많아지는 것이 모든 질병의 가장 큰 원인이라고 생각한다.

태곳적부터 엽록소는 신비로운 치료자 역할을 해 왔다. 엽록소는 산소를 운반하여 호기성 박테리아를 지탱하는 중요한 역할을 한다. 이는 곧 엽록소를 더 많이 섭취할수록 장내 환경이 개선되고 전반적인 건강 상태가 개선된다는 말과 같다. 푸성귀가 엽록소의 주요 공급원이라는 사실을 인정한다면 푸성귀 유동식을 마시는 것이 엽록소를 섭취하는 가장 좋은 방법이라는 것도 인정하게 될 것이다.

엽록소가 여러 가지 암[58]과 동맥경화증[59]을 예방하고 치료하는 데 도움이 된다는 사실도 속속 입증되고 있다. 많은 연구에 의하면 엽록소는 거의 모든 질병에 도움이 된다고 한다. 엽록소의 치료 효과를 설명하려면 완전히 다른 책을 한 권 더 써야 할 것이다. 엽록소가 가진 놀라운 치료 효과 가운데 몇 가지만 나열하면 다음과 같다.

- 혈구 수를 높인다.
- 암 예방에 도움이 된다.
- 각종 기관에 철분을 공급한다.
- 우리 몸을 알칼리성화해 준다.
- 독소를 중화해 준다.
- 빈혈을 개선한다.
- 장 조직을 청소하고 탈취(脫臭) 효과를 발휘한다.
- 간의 정화 작용을 돕는다.
- 간염 개선을 돕는다.
- 생리를 조절한다.
- 혈우병을 개선한다.

- 젖이 잘 나오게 한다.

- 상처 이유를 돕는다.

- 체취를 제거한다.

- 상처의 박테리아를 격퇴한다.

- 치조 농루를 개선하고 치아와 잇몸을 깨끗하게 해 준다.

- 입냄새를 제거한다.

- 후두염을 완화한다.

- 구강 외과적 양치 효과를 낸다.

- 편도선염을 개선한다.

- 궤양을 진정시켜 준다.

- 치질과 치핵으로 인한 통증을 완화해 준다.

- 카타르성(조직은 파괴되지 않고 점막이 헐면서 부어오르는 증상. 점액 분비가 심한 염증의 한 형태) 객담을 개선한다.

- 다리의 혈관 조직을 소생시킨다.

- 정맥류의 정맥을 개선한다.

- 염증으로 인한 통증을 줄여 준다.

- 시력을 개선해 준다.

　지구상에 있는 모든 생명체의 가장 큰 목표는 생명 유지에 있을 것이다. 그렇다면 인간이 생존하기 위해 필요한 것은 무엇인가? 공기와 물 외에 우리가 가장 필요로 하는 것은 음식이다. 그렇다면 식물은 어디서 그들의 음식을 얻을까? 토양과 태양을 통해 직접 얻는다. 오직 식물만이 햇빛을 탄수화물로 바꾸는 방법을 "안다". 그것이 바로 식물이 성장하는 방법이다. 식물은 햇빛으로부터 탄수화물을 만들고, 그것을 이용해 새로운 줄기와 뿌리, 껍질, 그리고 가장 중요한 새 잎을 만든다. 잎이 가장 많은 탄수화물을 만들 수 있다. 다른 부분에 비해 잎에 특히 엽록소가 많은 것도 이 때문이다. 게다가 푸성귀는 엽록소 흡수량을 증가시키려고 하기 때문에 계속해서 자라고, 그 결과 우리는 덤불을 잘라내고 잡초를 제거해야 하는 것이다. 그렇지 않으면 집 주변이 푸성귀와 잡초로 가득 찰 것이다.

식물의 잎은 햇빛에 의존하고 우리는 식물에 의존한다. 우리가 동물성 식품을 먹는 것도 따지고 보면 동물이 식물 섭취를 통해 얻은 양분을 섭취하고 있는 것이다. 이것이 바로 인간이 육식 동물을 먹지 않고 식물을 먹이로 섭취한 동물을 먹는 이유다. 고대 팔레스타인의 가르침에서도 그렇고, 이슬람을 비롯한 여러 나라에서는 종교적인 이유로 사자나 호랑이, 표범, 여우, 독수리, 펠리컨 등 육식성 동물을 먹는 것을 금하고 있다. 언젠가 할머니께서 전쟁 중 배가 고파서 육식 동물이나 새를 잡아먹은 친척들은 대체로 건강이 좋지 않았다는 말씀을 하신 기억이 난다. 하지만 어떠한 생명체도, 심지어 육식 동물도 최소한의 푸성귀를 섭취하지 않고는 생존하기 어렵다. 개나 고양이도 때로는 푸성귀를 먹는다.

사실 푸성귀는 엽록소 안에 많은 산소와 풍부한 미네랄을 가지고 있는 알칼리성 식품이다. 그렇기 때문에 식단에 푸성귀 유동식을 포함시키면 몸을 알칼리화시킬 수 있고, 나아가 건강을 유지할 수 있는 것이다.

푸성귀를 통해 엽록소와 영양분을 얻는 또 다른 방법은 갯보리(개밀) 주스를 마시는 것이다. 풍부한 영양을 자랑하는 갯보리 주스는 앤 위그모어(Ann Wigmore) 박사가 고안한 것으로, 영양 효과가 알려지면서 갈수록 인기가 높아지고 있다. 갯보리 주스는 70%의 엽록소와 102가지의 가능한 미네랄 중 92가지의 미네랄로 구성되어 있다. 베타카로틴과 비타민B군을 비롯해 비타민C · E · H · K, 그리고 19가지 아미노산과 유익한 효소가 그것이다. 이들 성분이 갯보리를 특별한 건강 식품으로 만들어 준다.

하지만 이렇게 영양가가 풍부하고 많은 사람들이 갯보리 주스를 즐겨 마시고 싶어 함에도 불구하고 실제로 그것을 마시는 사람은 많지 않다. 가장 큰 이유는 냄새만으로도 메스껍기 때문이다. 나 역시 갯보리 주스를 마시려고 여러 번 시도해 보았으나 실패했다. 심지어 특별한 주문을 외우고, 코를 꽉 잡고 마시는 데까진 성공했지만 주스를 마시고 난 뒤에 올라오는 메스꺼움까지는 억누를 수 없었다.

그리고 일 년간 규칙적으로 푸성귀 유동식을 마시고 난 뒤 갯보리 주스를 마실 것을 제안받아 마셔 보았는데 뜻밖에도 쉽게 넘어가는 것이 아닌가. 이제 나는 아주 편한 마음으로 100mL, 200mL, 300mL, 아니 그 이상의 갯보리 주스를 마실 수 있다. 이런 변화가 기쁘고 놀라워 한동안 나는 갯보리 주스를 마시기 위해 특정 지역을 자주 방문했고, 한 번에 10~15달러를 지불하는 것을 마다하지 않았다. 이런 나의 모습을 보고 주스바에서 일하는 아가씨들이 갯보리 주스를 나처럼 쉽게, 그리고 많이 마시는 사람은 처음 보았다고 하는 말을 들은 적도 있다. 지금은 갯보리 주스를 매일 마시지는 않지만 기회가 되면 주스를 사러 간다. 나는 내 몸이 갯보리 주스를 받아들이는 이 극적인 변화가 위산 수준이 개선된 것과 관련 있다고 생각한다.

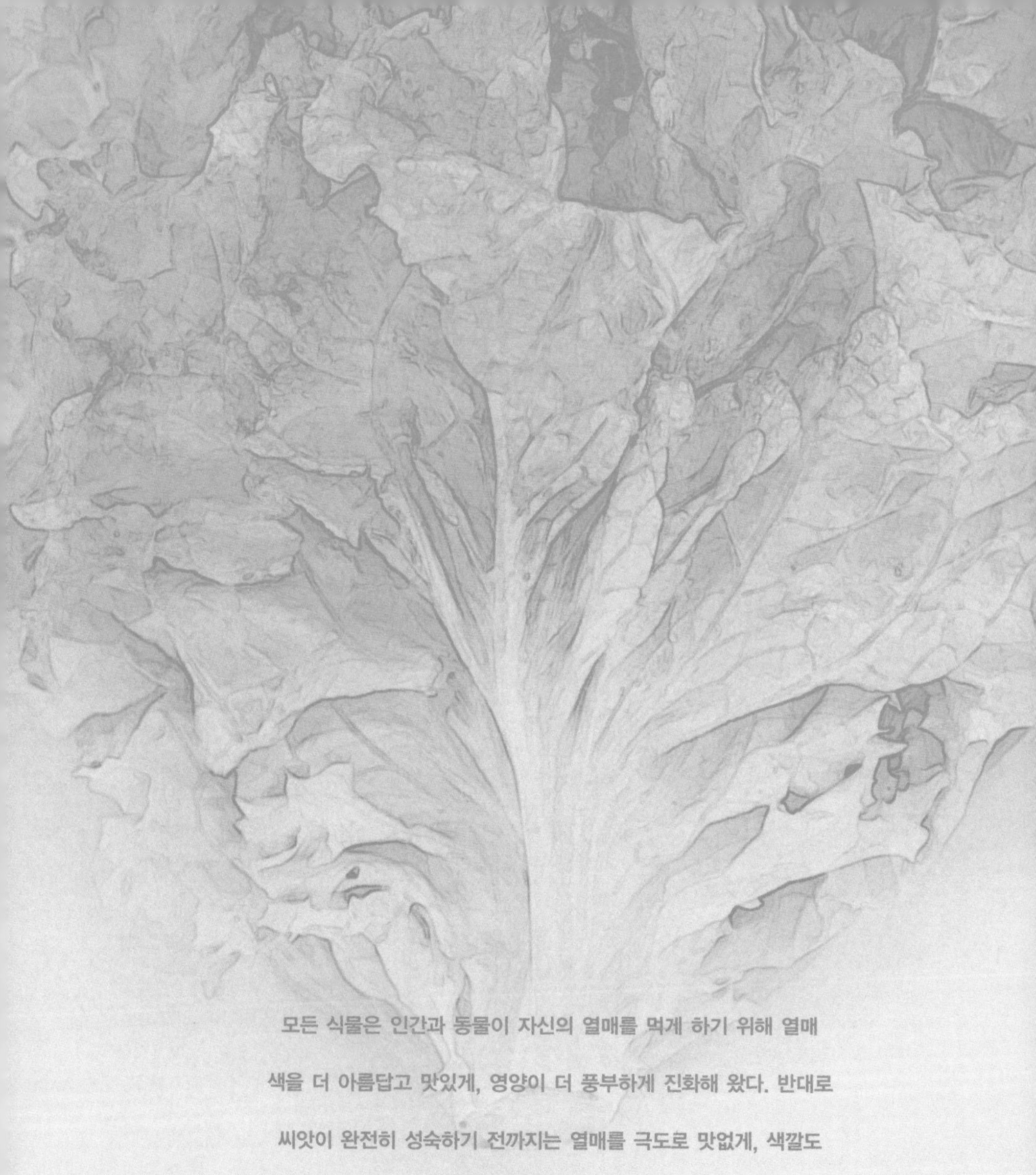

모든 식물은 인간과 동물이 자신의 열매를 먹게 하기 위해 열매 색을 더 아름답고 맛있게, 영양이 더 풍부하게 진화해 왔다. 반대로 씨앗이 완전히 성숙하기 전까지는 열매를 극도로 맛없게, 색깔도 매력적이지 않게, 향기도 좋지 않게 유지하여 씨앗을 보호한다. 이처럼 인간과 식물은 오랜 세월 공생 관계를 유지해 왔다. 하지만 우리는 몇 십 년 사이에 그 관계를 악화시켜 버렸다. 인간과 자연이 다시 예전의 관계를 회복할 수 있는 첫걸음은 원시적 식단으로 돌아가는 것이다.

제15장

식물의 지혜

앞에서 식물과 토양, 햇빛의 복잡 미묘한 관계에 대해 설명했다. 오랜 세월 공존해 온 결과 인간과 동물과 식물은 강력한 상징적 관계를 발전시켜 왔다. 식물은 자신의 열매를 사람이나 동물이 먹어도 상관하지 않는데, 이렇게 함으로써 씨앗이 퍼지고 번식할 수 있는 기회가 생기기 때문이다.

사실 식물은 누군가가 자신의 열매를 먹는 것에 '관심'이 있는데, 열매가 익었을 때만 그렇다. 모든 식물의 목표는 자신의 종(種)을 유지하고, 그들에게 적절한 삶의 상태를 제공하는 데 있다. 그것이 이 세상에 있는 대부분의 열매의 모양이 둥글고, 나무에서 떨어진 열매가 멀리 굴러가 새로운 삶을 시작할 수 있는 이유다. 이런 이유로 식물은 단순히 인간과 동물이 자신들의 열매를 먹게 하는 데 그치지 않고 더 많이 먹게 하기 위해 열매

색을 더 아름답고 맛있게, 그리고 영양이 더 풍부하게 진화해
온 것이다. 이 전략은 다행히 잘 먹혀들어서 대부분의 열매가
인간과 동물의 먹이로 이용되고 있다.

당신은 새들이 얼마나 철저하게 벚나무를 '깨끗하게' 관리하
는지, 그리고 단 한 개의 도토리도 남지 않을 때까지 나무를 오
르락내리락하는지 아는가? 그런 다음에는 무슨 일이 일어날
까? 그것을 '먹은 자'들이 음식을 소화시키고 식물에서 떨어져
나온 씨앗이 '유기 비료'에 덮일 수 있도록 배설 작업을 한다.
씨앗은 이렇게 완벽한 출발을 한다. 과실 속의 씨앗은 딱딱한
껍질과 여러 가지 물질에 싸여 있기 때문에 소화되지 않고 보호
받을 수 있다. 식물은 자신의 씨앗이 완전히 성숙하기 전까지는
열매를 극도로 맛없게, 색깔도 매력적이지 않게, 그리고 향기도
좋지 않게 유지하여 씨앗을 보호한다.

다음의 예는 종을 존속시키는 것이 식물에게 얼마나 중요한
의미를 갖는지 보여 준다. 최근 러시아에서는 연구 끝에 다음과
같은 사실을 발견했다. "죽음을 예견한 나무는 모든 에너지를
모아 자신의 마지막 씨앗을 생산하는 데 그 에너지를 집중 투여
한다. 예를 들어 폭풍우에 부러진 오크 나무나 껍질이 벗겨져
나간 삼목은 죽기 전 고별의 산물로 기록적으로 많은 양의 도토
리나 열매를 맺는다."[60]

하지만 이와 대조적으로 한 식물이 유전적으로 변종되었을
경우 식물은 의도적으로 씨앗을 생산하지 않는다. 건강하지 않
은 자손, 즉 씨앗이 번식하는 것을 막기 위해 스스로 생식을 억

제하는 것이다. 씨 없는 수박은 일반적으로 향도 약하고 일반 수박에 비해 맛도 떨어지는데, 화가 난 식물은 자신의 열매를 달콤하게 하고 향기를 품게 하고 매력적으로 보이게 할 동기를 가지고 있지 않기 때문이다. 그래서 나는 씨 없는 식물을 먹는 것은 건강하지 않은 식습관이라고 생각한다. 하지만 유기농으로 재배한 수박과 토마토를 사는 데 두 배의 돈을 지불하는 것은 조금도 아깝지 않다.

열매는 그렇다 치고, 그렇다면 식물은 우리가 자신의 줄기나 뿌리를 먹는 것을 '원할까?' 천만에! 뿌리가 땅 속에 숨어져 있는 것만 보아도 그 이유가 충분히 설명되지 않는가? 앞에서도 설명했듯이 뿌리는 토양 속의 미생물을 위한 것이다. 줄기는 딱딱하고 쓴맛이 나는 껍질에 싸여 있다. 그런데 푸성귀는 어떤가? 다시 한번 강조하지만 식물은 다른 피조물와 공생하기 위해 자신의 능력을 발휘한다. 식물은 인간과 동물에게 자신의 열매를 먹는 것은 '허락'하지만 잎에 대해서는 일부만 허용한다. 그것은 식물도 잎을 필요로 하기 때문인데, 바로 엽록소를 생산하기 때문이다.

하지만 식물은 다른 여러 가지 이유로 움직이는 피조물에 의존한다. 예를 들면 꽃가루를 받거나 토양에 거름을 주는 것 등이다. 이런 이유로 식물은 자신의 영양분을 잎에 축적해 놓되, 쓴맛과 소량의 알칼로이드(독극물)를 함께 섞어 놓는다. 그것이 바로 야생 동물이 다양한 식물을 뜯어먹는 이유다. 그들은 하루 동안 먹이를 먹으면서 한 식물만 집중 공략하지 않고 여기저기

다른 식물로 옮겨 다닌다. 우리 몸은 식물이 뿜어내는 적은 양의 독소는 해독할 수 있는 능력을 가지고 있다. 침팬지 역시 한 가지 식물만 먹는 것이 아니라 여러 가지 식물을 먹는다. 침팬지는 일 년에 약 117종의 식물을 먹는다고 한다.[61]

인간 역시 레터스(잎이 양배추 모양인 양상추의 일종)나 시금치, 로메인 상추만 먹는 것보다 가능하면 다양한 종류의 푸성귀를 먹을 필요가 있다. 나는 식용 잡초를 포함하여 약 40여 종의 식물이 사는 곳의 위치를 알아냈는데, 그것은 내가 거주하는 오리건 주에서 확인할 수 있는 전부였다. 나는 농부들이 푸성귀 공급원을 늘리기 위해 더욱 다양한 종류의 녹색 엽채류를 재배할 것을 제한한다. 오른쪽 표는 지난 해에 우리 가족의 식단을 채워 준 푸성귀들의 목록이다.

야생 식용 식물은 종종 시장에 나온 상업용 식물보다 더 많은 비타민과 미네랄을 함유하고 있다. 텃밭에서 재배된 식물도 물론 좋지만 잡초는 농부의 손길이 거의 닿지 않아 더 좋은 질을 자랑한다. 끊임없이 뽑아 내고 약을 뿌리는데도 불구하고 잡초는 살아남기 위해 강인한 생존력을 발휘해 왔다. 그 한 예가 대부분의 잡초는 물을 주지 않아도 살아남고, 그러면 그럴수록 오히려 땅속 더 깊숙이 뿌리를 뻗어 나간다는 사실이다. 알팔파(자주개자리) 뿌리의 경우 가장 비옥한 토양층에 이를 만큼 뻗는데, 그 깊이가 무려 20피트, 즉 6m에 이른다. 정리하자면 모든 야생 식물은 상업적으로 기른 식물보다 더 많은 영양소를 가지고 있다는 것이다. 이런 사실도 모른 채 내 '소중한' 상추를 키

푸성귀 목록

푸성귀 이름

아루굴라(arugula, 유럽이 원산지인 겨자과 식물)

아스파라거스

비트 잎

청경채

브로콜리

당근 잎

셀러리

근대

콜라드 그린(collard greens, 케일의 변종)

식용 꽃

엔다이브(endive, 꽃상추의 일종)

에스카롤(escarole, 잎이 넓은 꽃상추의 일종)

프리제(frisee, 컬리엔다이브라고도 불리는 잎채소)

케일 3종

경수채(mizuna, 새싹 채소의 일종)

겨자 잎

라디치오(radicchio, 이탈리안 치커리라고도 하는 적색 치커리)

무청

로메인 상추

시금치

잡초류

별꽃(chickweed)

클로버

민들레 잎과 꽃

명아주

아욱

광부 상추
(miner's lettuce, 쿠바 원산의 쇠비름과 식물)

질경이

쇠비름

가시 쐐기풀
(stinging nettles)

허브류

알로에 베라

어린 딜

바질(basil, 박하와 비슷한 허브의 일종)

실란트로(cilantro, 고수의 잎, 향신료로 주로 쓰임)

펜넬(fennel, 회향풀)

민트(박하)

파슬리 2종

페퍼민트

스피어민트

새싹 종류

알팔파
(alfalfa, 자주개자리)

브로콜리

클로버

호로파(fenugreek, 황갈색 씨앗을 양념으로 쓰는 콩과 식물)

무

해바라기 새싹

우기 위해 텃밭에서 '마음에 들지 않는' 명아주를 뽑아 버린 어리석은 일을 생각하면 정말 부끄럽다.

야생 식품은 우리 몸에 여러 가지 이익을 가져다 주지만 한편으론 위험하다는 것도 유념해야 한다. 먼저 식용인지 아닌지를 구별할 줄 알아야 한다. 특히 야생 식품을 수확할 때는 더더욱 주의해야 한다. 야생 식용 식물을 먹는 것은 곧 자연을 먹는 것으로, 흥미롭고 건강에 좋고 안전한 일이다. 자연스럽게 야생 식용 식물에 대한 공부도 할 수 있고, 자녀들에게 자연의 선물을 교육하는 기회도 가질 수 있다. 하지만 조금이라도 의심이 가거나 헷갈리는 식물은 절대로 먹지 말아야 한다.

어떤 잡초가 식용인지 아닌지를 배우는 가장 좋은 방법은 경험이 풍부한 사람과 함께 하면서 직접 이야기를 듣거나 야생초 학교 또는 허브 산책 등으로 이름지어진 모임에 참여하는 것이다. 이렇게 하다 보면 특정 식용 식물을 실제로 만져 보고, 냄새를 맡아 보고, 맛볼 수 있는 기회가 생겨 나만의 '야생 식물' 리스트를 만들 수 있다. 인터넷을 이용하는 것도 좋은 방법이다. 개인 홈페이지나 블로그 등에 직접 찍어 올린 자료를 보고 공부를 하다 보면 자연스럽게 식물에 대한 정보를 익힐 수 있다. 하지만 이중에는 정확하지 않은 정보가 섞여 있을 수 있으므로 먹기 전에 반드시 다시 한번 확인 과정을 거쳐야 한다. 당신이 거주하는 지역에 분포하는 식용 식물에 대한 정보가 정리되어 있는 책을 사 보는 것도 방법이 된다.

또 한 가지 주의할 것은, 식단에 다양성을 주기 위해 여러 가지 종류의 새싹 채소를 포함해야 하긴 하지만 절대로 한 줌 이상을 먹어서는 안 된다는 것이다. 일주일에 한두 번 정도가 가장 적당하다. 새싹은 동물이 자신을 먹는 것을 막기 위한 수단으로 발아한 지 3~6일째에는 더 높은 수준의 알칼로이드(식물에 함유되어 있는 염기성 물질)를 함유한다고 한다.[62] 그렇다고 해서 새싹에 독성이 있거나 위험하다는 것은 아니다. 오히려 대부분의 새싹 채소에는 비타민B군이 매우 풍부하고, 완전히 성숙한 식물보다 백 배나 많은 영양분을 가지고 있는 경우도 있다. 이것은 새싹이 성장하는 동안 더 많은 영양분을 필요로 하기 때문이다.

종종 나는 케일이나 시금치에 독성이 함유되어 있어서 섭취하는 것이 위험하다고 주장하는 글이나 그런 내용을 담은 이메일을 받곤 한다. 물론 일부는 사실이다. 하지만 이것이 식단에서 어떤 특정한 푸성귀를 빼 버릴 만큼 위험한 수준은 절대 아니라는 것을 강조하고 싶다. 더 나은 영양 효과를 원한다면 식단에 더 많은 푸성귀를 올리라고 권하고 싶다.

식물이 자신을 보호하는 방법은 여러 가지다. 어떤 식물은 알칼로이드 대신 가시를 이용해 접촉을 차단하기도 한다. 아프리카에 서식하는 한 아카시아 종에는 강한 공격성을 가진 개미 집단이 서식하고 있다고 한다. 반면 선인장이나 쐐기풀에는 가시가 있긴 있지만 그 속에 어떤 알칼로이드 성분도 함유하고 있지 않아서 식단을 구성하는 데 큰 도움이 된다. 물론 그것을 어떤 방법으로 먹을 것인지를 먼저 고민하는 것이 더 중요하다. 나는

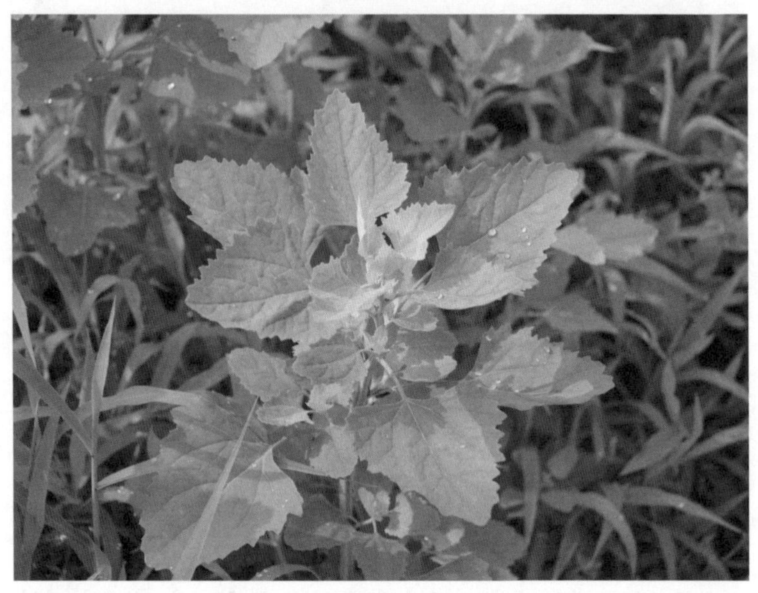

섬유질이 풍부한 뿌리 식물은 오랫동안 씹어야 한다.

가끔 내 푸성귀 유동식에 쐐기풀을 추가하곤 하는데, 다행히 지금까지는 성공적이다.

곡초(穀草, cereal grass)에는 알칼로이드가 거의 들어 있기 않거나 들어 있더라도 그 양이 매우 적은데, 이는 곡초가 사슴이나 야생마, 염소 등의 동물을 목초지로 끌어들여 그들로부터 비료를 수집하려고 하기 때문이다. 잎 또한 거칠고 소화하기가 어렵도록 진화되어 왔는데, 이렇게 함으로써 동물들이 목초지에 오랫동안 머물며 천천히 씹어 먹게 하는 것이다.

식물이 이처럼 자신의 목숨을 유지하기 위해 다양한 방법으로 진화해 왔다는 사실을 알게 된 뒤 난 자연에 대해 무한한 존경심을 갖게 되었다. 우리 인간은 식물과 오랜 세월에 걸쳐 공생 관계를 유지하고 발전시켜 왔다. 하지만 우리는 몇 십 년 사이에 그것을 악화시켜 버렸다. 하지만 나는 분명 인간과 자연이 예전의 관계를 회복할 수 있으리라 믿는다. 원시적 식단으로 돌아가는 것이 그것을 위한 첫걸음이다.

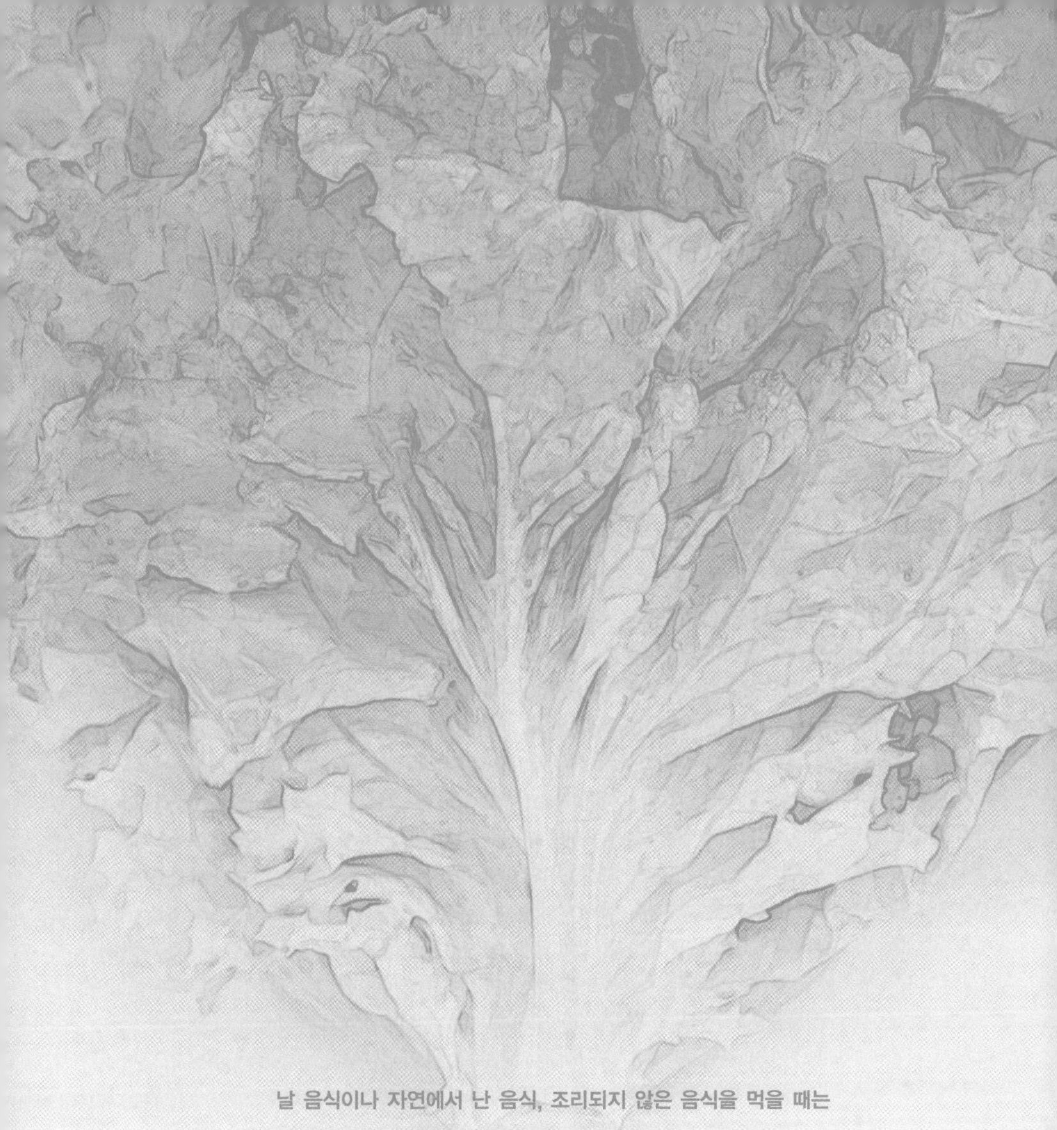

날 음식이나 자연에서 난 음식, 조리되지 않은 음식을 먹을 때는
천천히 오랫동안 여러 번 씹어 먹어야 하는 반면 조리된 음식은
부드럽기 때문에 턱 근육을 많이 움직이지 않아도 충분히 씹어
삼킬 수 있다. 인간의 턱이 좁아지고 약해지고 뒤틀리게 된 데에는
턱 운동을 하지 않은 것이 큰 원인이다. 식물 줄기나 견과류,
섬유질이 풍부한 뿌리 식물은 오랫동안 씹어 먹어야 하기 때문에
자연스럽게 턱 운동을 할 수 있게 해 준다.

제16장

턱 운동

대부분의 음식을 믹서에 갈아 섭취하게 되면 소화 과정에서 중요한 부분을 담당하는 씹는 일을 거의 할 수 없다. 이런 사실을 깨달은 나는 턱 건강을 위한 다른 방법을 개발하기로 결심했다. 그렇게 하여 결국 '턱 운동기'를 생각해 냈는데, 지금은 기회가 있을 때마다 가지고 다니며 턱 운동을 하고 있다.

처음에 나는 내가 생각한 것보다 턱이 많이 약하다는 사실에 많이 놀랐다. 겨우 다섯 번의 동작을 했을 뿐인데 이미 턱이 얼얼해지는 증상이 나타난 것이다. 통증을 참으며 빠른 속도로 운동을 계속했고, 덕분에 턱 운동을 시작한 둘째 날에는 20~30회의 동작을 할 수 있었다.

연습기를 이용해 턱 운동을 하는 것은 즐길 수 있을 만큼 유쾌했다. 그와 함께 그동안 내 턱이 운동을 갈망해 왔다는 사실도 깨달았다. 이 유쾌한 기분에 더하여 나는 내 치아가 더 하얘지고 튼튼해지는 것을 느꼈다. 잇몸도 더 건강해졌다. 또 음식을 먹기 전에 몇 번 연습을 한 것만으로도 소화 기능이 개선되었다.

그러던 중 어떤 연구를 하게 되었는데, 그 과정에서 인간의 머리뼈를 구성하는 뼈 조직이 참으로 놀라운 물질이라는 사실을 알게 되었다. 그것은 끊임없이 그 자체의 형태를 만든다. 이 끊임없는 뼈의 재생산 과정은 낡은 포장을 벗겨 내고 그 자리에 강하고 매끄러운 새 아스팔트를 까는 과정을 연상케 한다. 이중 사용 빈도가 높은 길은 좀 더 신경 써서 작업하는 반면 상대적으로 이용 빈도가 낮은 길은 아무래도 신경을 덜 쓰게 되다 보니 결국 침식되고 만다.

1892년, 독일의 의사 울프(J. Wolff)는 다음과 같은 사실을 발견했다. "기계적인 힘은 외피(cortical)와 섬유주(trabecular) 모두에 있어 뼈의 형성과 재형성 과정에 영향을 미치는데, 그것들의 뼈 형태에 대한 효과가 분명하기 때문이다. … 기계적인 힘은 뼈에서 감지되는데, 이 모든 기계적인 힘은 내부 조직 체계의 생체 구조의 적응 구조로 옮겨진다."[63] 울프 박사의 말에 의하면 인간의 뼈는 거기에 가해지는 힘에 반응하여 강해질 수도 있고 약해질 수도 있다. 이 말은 곧 뼈에 부담을 주면 그에 대한 반응으로 뼈의 미네랄 밀도가 높아지고, 그 결과 뼈가 더 튼튼해진다는 말이다.

최근 영국 맨체스터에서 나온 한 연구 결과를 보자. "성인 테니스 선수의 팔은 그렇지 않은 사람의 팔에 비해 최대 40%까지 뼈 질량이 더 높다.[64] 이 말은 곧 운동을 하지 않으면 뼈가 단련되지 못할 뿐만 아니라 활동량이 떨어져 힘을 잃는다는 말과 같다. 무중력 공간인 우주 공간에 있는 우주 비행사들이 뼈 질량의 일정량을 상실하는 것이 그 예다. 결론적으로 뼈를 더 튼튼하게 하기 위해서는 운동을 해야 한다. 물론 알약이나 음식, 영양 보충제로 대신할 수도 있지만 그것은 절대로 운동을 대신할 수 없다.

많은 사람들이 턱이 좁아지거나 턱뼈가 얇아지는 두 가지 문제를 가지고 있다. 이에 대해 하버드대학 치대 복구치과의술학과의 이치로 니시무라(Ichiro Nishimura) 부교수는 "그것이 치과의술의 가장 큰 문제다."라고 했다. "턱이 얇으면 쉽게 부서질 수 있다. 이렇게 되면 틀니를 하는 것도 어려운데, 왜냐하면 지지 구조가 없기 때문이다." 이 문제를 해결할 수 있는 방법은 지지 기능을 담당할 뼈를 자라게 하는 것이다. 하지만 지금 상황에서 이것은 말 그대로 상상으로만 가능하고, 미래에나 가능해질 것이다.[65]

웨스턴 프라이스(Weston Price) 박사[66] 또한 변형된 치열궁(齒列弓), 비뚤어진 치아, 그리고 충치가 증가하는 것에 대해 우려를 표했다. 그는 지난 1939년 이른바 건강 부문에 불어닥친 커다란 변화에 대한 글을 썼다. 프라이스 박사는 자신의 연구에서 변형된 턱과 조리된 음식을 먹는 것의 상관 관계를 밝혔다. 내가 여기서 강조하고 싶은 것은 날 음식이나 자연에서 난 음식,

조리되지 않은 음식을 먹을 때는 천천히 오랫동안 여러 번 씹어 먹어야 하는 반면 조리된 음식은 부드럽기 때문에 턱 근육을 많이 움직이지 않아도 충분히 씹어 삼킬 수 있고, 그래서 굳이 오랫동안 씹어 먹지 않아도 된다는 점이다. 예를 들면 빵이나 구운 감자, 오트밀을 씹는 것은 거의 부담스럽지 않다. 반면 셀러리 줄기나 견과류, 섬유질이 풍부한 뿌리 식물은 오랫동안 씹어야 한다. 인간의 턱이 좁아지고 약해지고 뒤틀리게 된 데에는 이처럼 턱 운동을 하지 않은 것이 큰 영향을 미쳤을 것이다.

나는 현재 내가 개발한 턱 운동기를 개량하여 2006년부터 상업적으로 분배하고 있다.

내 치과 담당의의 말에 의하면 수백만 명에 이르는 미국인이 심각한 턱 변형 증상으로 고생하고 있다고 한다. 이중 많은 사람들이 외과적 수술을 받아야 할 만큼 큰 고통을 겪고 있는데, 그 또한 완치가 아닌 일시적으로 고통을 줄여 줄 뿐이라고 한다. 여기서 한 가지 바라는 것이 있다면 치과의들이 턱 건강을 위한 추천 프로그램에 내가 개발한 턱 운동 프로그램을 포함시켜 주었으면 하는 것이다.

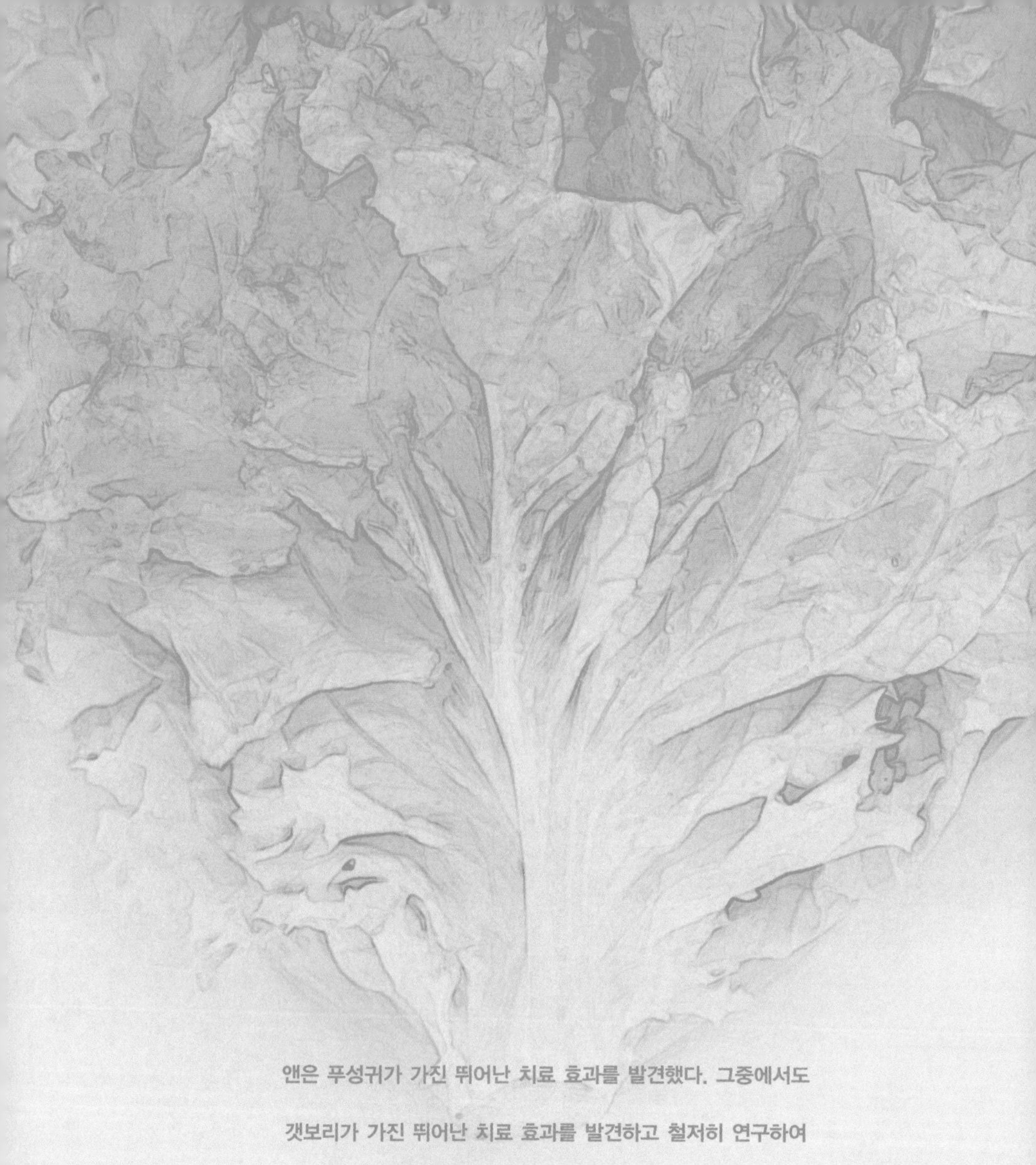

앤은 푸성귀가 가진 뛰어난 치료 효과를 발견했다. 그중에서도 갯보리가 가진 뛰어난 치료 효과를 발견하고 철저히 연구하여 건강에 도움을 주는 갯보리 주스를 개발했으며, 우리의 일상에 다양한 새싹 채소를 소개했다. 또한 일찌감치 유기 토양이 인간의 건강에 큰 영향을 미친다는 사실을 알고 대부분의 사람들이 화학 비료를 환영할 때도 유기농법을 장려하고, 자신의 밭을 늘 퇴비로 가꾸며 자연 친화적인 삶을 산 주인공이기도 하다.

제17장
앤(Ann) 박사에 대한 찬사

나는 진심으로 앤 위그모어(Ann Wigmore, 1909~1994) 박사에게 감사한다. 갯보리 주스를 주문할 때마다 니는 내가 앤 박사와 개인적으로 친분이 있다는 착각에 휩싸이곤 한다. 갯보리 주스는 내 몸을 더 건강하게 만들어 주고 있다. 나는 내가 거주하는 지역에 있는 소비조합에서 갯보리 주스를 구입한다. 그녀 덕분에 전 세계 많은 사람들이 갯보리 주스를 마실 수 있고, 덕분에 건강해질 기회를 얻었다.

앤 그위모어 박사는 이미 세상을 떠났다. 하지만 그녀를 직접 만나 본 적도 없고, 심지어 그녀의 이름을 들어 보지조차 못한 사람들도 그녀가 개발한 갯보리 주스를 마시며 건강을 개선해 가고 있다. 참으로 놀라운 일이지 않은가?

앤은 갯보리가 가진 뛰어난 치료 효과를 발견하고 철저히 연구했다. 집은 물론이고 어떤 장소에서도 큰 쟁반에 갯보리를 재배할 수 있는 방법을 개발하고 철저히 설명하는 일도 빼놓지 않았다. 게다가 그녀는 이 불로장수 음료를 더 많은 사람들이 이용할 수 있도록 하기 위해 부담스럽지 않은 가격의 갯보리 주서까지 개발했다.

뿐만 아니라 앤 박사는 지금 우리가 일상에서 편리하게 사용하지만 오래 전부터 있어 온 것 같은 생각이 드는 많은 발명품을 개발했다. 고급 생식품이 '씨치즈(seed cheese)와 생수프 조리법에서 나왔다는 것을 누가 알겠는가. 뿐만 아니라 그녀는 견과류 우유와 탈수 크래커, 아몬드빵, 그리고 생캔디를 처음으로 개발한 사람이기도 하다.

앤 박사는 또한 다양한 새싹 채소를 우리의 일상에 소개했다. 그와 함께 싹이 발아하는 데 도움을 주는 주머니까지 개발했다. 우리 가족은 여행을 떠날 때마다 여행지에서도 신선한 푸성귀를 먹기 위해 새싹 채소 재배기를 준비해 가는데, 그럴 때마다 앤이 개발한 발아 주머니가 큰 도움이 되고 있다.

앤은 새싹을 살아 있는 식품이라고 했다. 이 말이 얼마 전까지만 해도 존재하지 않았다는 사실은 상상하기 어렵다.

또한 앤은 믹서에 갈아먹는 식품, 특히 푸성귀가 가진 뛰어난 치료 효과를 발견해 냈다. 세상을 떠나기 전 몇 년간 그녀는 거의 대부분 믹서에 간 푸성귀로 구성된 식품을 먹고 살았다. 그녀는 믹서에 간 식품이 더 쉽게 소화된다는 사실을 알았다. 한 예로 그녀는 "만일 사과가 한 개 있다면 나는 그것을 우적우적 씹어 먹는 대신 믹서에 갈아 먹을 것이다. 사과의 에너지나 나의 에너지를 낭비하기 원치 않기 때문이다."라고 했다. 믹서에 간 음식을 먹는 것은 그녀의 건강에 큰 도움을 주었고, 수면 시간을 줄이는 데도 도움을 주었다.[67]

앤 이전까지만 해도 사람들은 달걀을 풀거나 칵테일을 만드는 것처럼 별로 '중요하지 않은' 용도로 믹서를 이용했다. 하지만 지금은 믹서 없이 생식을 한다는 것은 상상할 수 없을 만큼 믹서는 생식 식단의 필수가 되어 버렸다.

또한 앤은 유기 토양이 인간의 건강에 큰 영향을 미친다는 사실도 알고 있었다. 그래서 대부분의 사람들이 화학 비료를 환영할 때도 그녀는 유기농법을 장려했고, 자신의 밭을 늘 퇴비로 가꾸었다.

나는 지구상에 있는 생물을 하나라는 전체로 보고 자신이 가진 전문적인 지식을 여러 가지 분야에 적용하고, 더 넓은 분야로까지 관심을 기울인 앤의 적극성과 독특함을 잘 안다. 그녀는 대부분의 사람들이 그래 왔던 것처럼 한 가지 분야에서 전문가가 되는 것을 원하지 않았다. 그녀는 자신이 맞닥뜨린 모든 상황에 대해 당당하고 대담하게 자신의 의견을 내놓으려고 했다. 이를테면 혈액 분석, 결장(結腸) 청소, 금식, 식품의 영양 성분, 박테리아, 원예, 수분 섭취 등과 같은 문제에 대해서 말이다. 이러한 통찰력으로 그녀는 다른 사람들을 도울 수 있는 치료 체계를 창안해 냈다.

게다가 앤은 매우 열정적이면서도 생산적으로 일했다. 그녀는 매일 새로운 아이디어를 고민했고, 외모를 가꾸는 데도 소홀하지 않았다. 언제나 달렸으며, 하루에 겨우 2시간씩 자면서도 건강을 유지했다. 82세의 고령에도 불구하고 앤에게는 흰머리가 하나도 없었다. 이 믿기 어려운 사실에 학생들은 혹시 그녀가 염색한 것이 아닐까 하여 머리카락을 연구할 수 있도록 허락해 줄 것을 그녀에게 요청하기도 했다. 실험 결과는 당연히 염색하지 않은 자연 색깔로 증명되었다.

건강 분야에 있어서 심원한 연구에 덧붙여 앤은 동물 권리 주장 활동가이도 했다. 그 밖에도 그녀는 식수에 플루오르를 첨가하거나 염소 처리를 하는 것, 화학적 오염과 같은 문제들에 대항해서도 싸웠다.

그녀가 발견해 낸 과학적 사례들은 그녀의 예상과 추천들이 대부분 옳았다는 것을 증명한다. 의학도들이 오늘날 히포크라테스를 연구하듯이 나는 언젠가 사람들이 앤의 책을 연구할 날이 올 거라 믿는다.

사실 앤은 전 세계적으로 알려져 있다. 나는 여행을 할 때마다 앤 위그모어에 대해 들어 본 적이 있느냐고 물어 오는 사람들을 많이 만난다. 이 질문은 자연스럽게 앤의 가르침 덕분에 새로운 삶을 살게 된 이야기로 이어진다.

앤은 지난 20세기를 통틀어 지구상에서 가장 건강한 사람 가운데 한 명이었다. 앤은 자신의 말대로 살았고, 자신의 가르침을 생활 속에서 스스로 실천했다. 그러나 무엇보다 중요한 것은, 개인적으로 그녀를 만나 본 사람들은 한결같이 그녀를 정

이 넘치고 사랑으로 가득 찬 정신의 소유자로 기억한다는 것
이다.

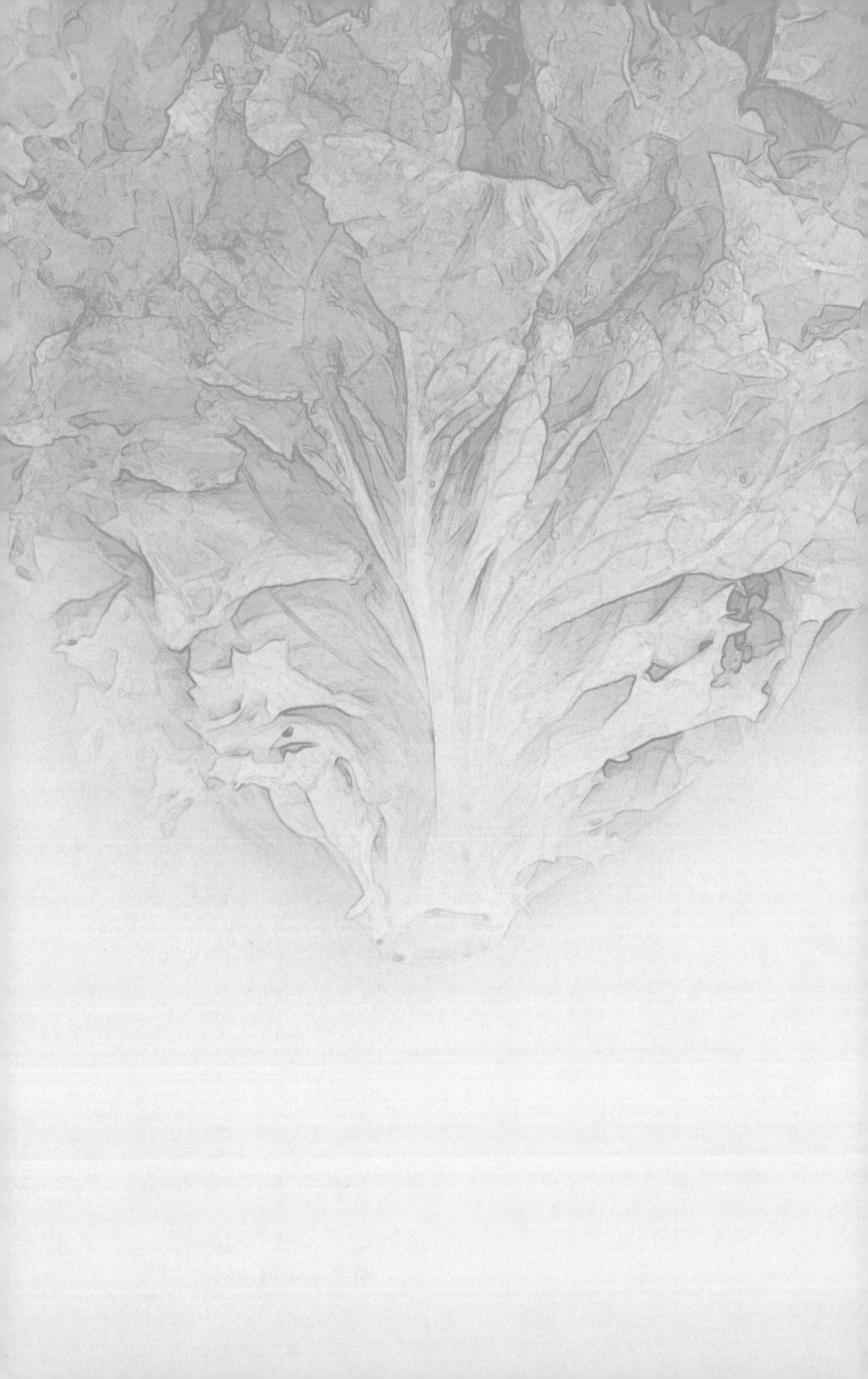

푸성귀 유동식이 가져온 변화

쇠고기와 돼지고기에서 푸성귀 유동식으로

—Mr. R.R.V.

나는 모든 뚱뚱한 사람들에게 이 글을 전하고 싶다. 한때 나는 부리토(burrito, 토르티야에 고기와 콩을 넣어 만든 멕시코 전통 요리)에 쇠고기나 돼지고기 중 어느 것을 넣겠냐고 하면 둘 다 넣고, 가능하면 치즈까지 얹어 달라고 말하던 사람이었다. 토핑을 추가하면 비용을 더 지불해야 한다는 말은 나를 불쾌하게 만들었다. 다양한 음식을 무제한으로 먹을 수 있는 뷔페에 집착하는 모습은 식당 관계자를 두려움에 떨게 했을 정도였다. 스테이크에 샐러드를 사이드로 곁들이겠냐는 질문은 말도 안 된다고 생각했다. 샐러드라고? 나에게 그건 상상할 수 없는 일이었다.

그런 바엔 차라리 닭고기를 더 줬으면 싶었다.

 나는 과체중, 아니 뚱뚱했고, 그런 모습이 솔직히 부끄러웠다. 그런데 아내가 생식에 대해 공부하기 시작한 것이다. 한 친구가 푸성귀 유동식에 대한 정보를 주었다고 했다. 그것은 조금 뻑뻑하긴 했지만 이상하게 입맛을 끌어당기는 무언가가 있었다. 아내가 준비하는 저녁거리는 신선하기도 했지만 일단 보기에 좋았다. 하지만 내가 한번에 그것을 좋아하기 시작했다고는 오해하지 마라. 실은 이제부터 건강을 챙겨야겠다고 다짐한 뒤 그것을 좋아하기 시작했다.

 나는 지금 3주 조금 넘게 푸성귀 유동식을 마시고 있는데, 마시기 전보다 몸이 가벼워지고 생기가 넘치는 것을 느낀다. 어제 아침만 해도 알람이 울리기 전에 잠에서 깼다. 앞으론 그런 일이 더 자주 일어날 것이다. 나는 결코 아침형 인간은 아니다. 그런데 지금은 아주 가뿐하게 잠에서 깬다. 이런 갑작스럽고 큰 변화가 조금은 두렵기도 하지만 환영할 만한 변화라고 생각한다. 그 중에서도 나를 가장 흥분하게 하는 것은 이제 내 몸이 좋은 음식을 갈망한다는 것이다. 더 짙은 녹색을 띠는 푸성귀일수록 좋다.

 체중도 많이 줄어들었다. 정확히 얼마나 줄었는지는 모르지만 바지 사이즈가 48인치에서 42(40에 가까운 상태)로 줄어들었고, 이런 긍정적인 변화는 지금도 계속되고 있다. 이러한 변화가 아직은 생소하지만 뭔가 다르다는 것을 느끼게 해 주고, 다시 예전의 몸으로 돌아가지는 않을 거라는 확신을 갖게 해 준다.

 운동을 하고 싶다는 욕구와 함께 에너지도 증가한 것 같다.

나는 내 체중이 계속해서 줄어들 것이라는 사실을 안다. 푸성귀 유동식은 맛있다. 수퍼사이즈의 몸을 가지고 있는 사람들에게 놀라울 만큼 만족스러운 맛을 제공할 것이다. 내 친구인 독자들에게 말하고 싶다. '뛰어들라.'고. 그래서 새로운 삶을 살라고. 이것은 진짜다. 이것은 좋다. 이것은 옳다.

조금 과장스럽다고 생각할지도 모르지만 나는 이제 나를 생식주의자라고 소개하곤 한다. 건강 식품을 먹는 방법과 푸성귀 유동식 마시는 방법을 가르쳐 준 빅토리아에게 큰 소리로 말하고 싶다.

"제발, 좀 더!"

나를 하프마라토너로 만들어 준 푸성귀 유동식

—B. E. Chicago

내가 생식주의자가 된 것은 지금으로부터 1년 6개월 전이다. 지난 몇 개월간 푸성귀 유동식은 내 식단에서 매우 중요한 역할을 해 오고 있다. 나는 거의 매일 적어도 한 번 이상은 푸성귀 유동식을 마신다. 현재 나는 첫 마라톤 완주라는 목표를 위해 열심히 훈련을 하고 있다.

훈련에 들어가기 전, 내가 가장 많이 달린 기록은 고작 5.5km(3.5마일)였다. 무릎 부상 때문에 그 이상은 달릴 수 없었다. 이 말은 곧 상태가 좋아지기 전까지는 달리기를 중단해야 한다는 의미였다. 더 많이 달리라고 나 자신을 강요할 수는 없는 일이었다. 지금 나는 14마일, 즉 22.5km(이 말은 내가 하프마라토너라는 의미다.)를 달리고 있다. 그런데도 다치는 일이 없다. 5km, 10km, 15km, 그리고 22km를 달리고 단 다음날도 무릎 통증이 전혀 느껴지지 않는다. 많은 사람들에게 이런 즐거운 소식을 전할 수 있게 되어 기쁘다.

나와 함께 훈련하는 같은 그룹의 참가자들은 종종 무릎이 쑤신다는 불평을 하는 데 반해 나는 말 그대로 잘 회복되고 있다. 아주 가끔 약간의 통증이 있는 날도 있지만 다음날이면 언제 그랬냐는 듯 괜찮아진다.

운동 전 식사로 푸성귀 유동식을 마시면 운동에 필요한 에너지가 생성된다. 그중에서도 내가 가장 좋아하는 것은 바나나(또는 망고)와 셀러리다. 바나나와 셀러리는 더위를 뚫고 달리는 내게 당분과 전해질을 공급해 준다.

휠체어 팝니다

—J. S., Sacramento, CA

3개월 전까지만 해도 나는 생명이 참으로 질긴 것이라고 생각했다. 나에게 있어 삶이란 천천히 죽어 가는 것이고, 죽음과 함께 내 고통도 끝날 거라 생각했다. 스물다섯 살의 나는 휠체어 신세를 져야만 했다. 침실에서 거실 소파까지 겨우 3m를 걸어

가는 것만으로도 숨이 차서 헐떡거리고, 등줄기에 경련이 일어났다. 이런 식으로 6개월을 지내면서 내 힘으로 걸을 수 있을 거라는 희망을 버렸다. 비참함 그 이상이었다. 나는 90kg(2백 파운드) 이상 과체중인, 말 그대로 초고도 비만자였다. 설상가상으로 극심한 수면 호흡 정지 증상도 가지고 있었다. 그 상태가 매우 심각해 나와 같은 증상을 가진 대부분의 환자들이 사용하는 C-PAP(continuous positive airway pressure, 지속적 상기도(上氣道) 양압술 : 수면 중에 일어나는 일시적 무호흡증을 치료하는 기술)조차 사용할 수 없었다. 파워를 최대한으로 올려도 수면 중에 내가 숨을 쉬게 할 만큼 충분한 산소를 공급해 주지 못했기 때문이다. 나는 REM(렘 : rapid eye movement의 약자로 꿈을 꿀 때 일어나는 급속한 안구 운동) 수면을 전혀 하지 않았기 때문에 매일 밤 거의 두세 번은 잠에서 깨야만 했다. 전통적인 방법으로는 어쩔 도리가 없었다. 밤마다 잠을 설치다 보니 하루 종일 피곤할 수밖에 없었다. 그렇다 보니 무엇을 하든, 어디에 있든 5분이나 10분 간격으로 장소와 시간을 불문하고 곯아떨어졌다. 한마디로 내 삶은 고통 중에 깨어나 다시 잠들기 전에 내가 할 수 있는 것을 다하기 위해 애쓰는 짧은 순간들의 연속이었다. 충분히 예상하겠지만 나는 늘 우울하고, 침체되어 있었고, 매일 울었다. 하지만 그런 것들은 아무 소용이 없었다.

그렇게 하루하루를 고통 속에서 보내고 있던 한 달 전, 오리건 주에 살고 있던 숙모와 삼촌이 나를 집으로 초대했다. 그들은 나에게 생식을 제공했다. 짧은 시간 그곳에 머물면서 나는 그것이 내 건강을 개선해 줄 수 있는지 알아보기 위해 시험삼아 생 음식을 먹어 보았다. 시험삼아 도전하면서도 내 생활 방식과 심각한 건강 상태를 잘 알고 있었던 만큼 나는 내가 서른 번째 생일을 맞이할 수 있을 거라고는 기대하지 않았다.

첫째 날, 나는 내 힘으로 걸어 보려고 했다. 하지만 5분도 지나지 않아 주저앉아 울어 버리고 말았다. 내 등은 내가 움직이는 것을 허락하지 않았다. 그날은 내가 100% 생식을 하고 푸성귀 유동식을 마시기 시작한 첫날이기도 하다. 나는 포기하지 않고 매일 조금씩 더 걸으려고 노력했다. 식단을 바꾼 지 일주일이 되어 가던 무렵 나는 창고가 있는 곳까지 무려 9m를 걸었다. 나도 모르게 낮에 곯아떨어지는 증상도 개선되어 낮에도 몇 시간씩 깨어 있을 수 있게 되었다. 심지어 체중이 줄어들고 있다는 느낌이 들었다. 푸성귀 유동식을 시작한 지 2주가 지난 지금 나는 100% 생식을 하고 있다. 지난 2주간 체중이 무려 11kg이나 줄어들고, 하루 종일 깨어 있을 수 있게 되었다.

어제는 등산까지 했다. 농장에 있는 언덕의 400m 정도를 오른 것이다. 도저히 믿을 수 없는 일이라고? 솔직히 나도 놀랍다. 정상에 도착한 순간 나는 자리에 주저앉아 울었다. 몸이 아파서가 아니라 걸었다는 사실에 감격해서 말이다. 어제의 기록은 지난 일 년간 내가 걸은 것 중 가장 오래, 그리고 멀리 걸은 것이다.

하지만 이것은 시작에 불과하다. 삶에 대한 방식도 바뀌었기 때문이다. 나는 더 이상 우울하거나 침울하지 않다. 오히려 모든 것이 긍정적으로 보인다. 나는 두 번째 삶을 살 기회를 얻었다. 생식이 내 생명을 구한 것이다. 나는 결코 이전에 먹던 방식으로 되돌아가지 않을 것이다. 그 누가 이 기적적인 변화와 건강을 잠깐의 만족을 주고 끝나는 음식과 바꾸겠는가? 나는 절대 그러지 않을 것이다.

2주라는 짧은 기간 동안 내 몸과 마음에 일어난 변화만 보더라도 나는 이제 무엇이든 할 수 있을 것 같다. 지금 나는 살아 있고, 2주 전과는 다른 힘과 에너지를 가지고 있기 때문이다. 사람들에게 크게 말하고 싶다. 건강을 개선하고 삶의 질을 높이기 위해 생식을 하라고. 그래서 내가 느낀 것과 같은 놀라운 변화를 체험하라고 말이다.

비타민B$_{12}$ 수치가 정상화되다

—Elizabeth Bechtold, CA

여러 가지 음식에 알레르기 반응이 있는 나는 그 증상이 심해 잠을 설치는 날이 많았다. 그로 인해 구급차에 실려 가는 날이 많았고, 한 달에 평균 다섯 번은 병원 신세를 져야 했다. 나는 지난 1989년에 만성 피로 증후군과 갑상선 기능 저하증이라는 진단을 받았다. 그로 인해 5년이라는 시간을 극심한 정신적 고통과 근육통을 안고 살았다. 알레르기와 칸디다균(아구창의 원인이 됨)으로 인한 고생도 만만치 않았다. 몸 상태가 이렇다 보니 몸을 써야 하는 노동은 당연히 할 수 없었고, 춤도 출 수 없었다(내 직업은 댄서다).

그렇다, 나는 죽고 싶었다. 게다가 열공(裂孔) 탈장(hiatus hernia) 증상까지 겹쳐 자낙스(Xanax)라는 항생제를 과량 복용했다. 하지만 그것은 전혀 도움이 되지 않았고, 오히려 내게 심장심계 항진증이라는 달갑지 않은 질환마저 가져다 주었다. 이 무렵 나는 비건(vegan), 즉 철저한 채식주의자(참고로 일반 채식주의자는 베지테리안 vegetarian이라고 부른다.)가 되었다. 하지만 약간의 변화만 일어났을 뿐 눈에 띄게 증상이 호전되진 않았다.

결국 나는 생식 다이어트에 돌입했다. 생식을 시작함과 함께 몸이 좋아진다는 느낌이 들기 시작했다. 하지만 콜레스테롤 수치는 여전히 200으로, 높은 수준이었다. 그 후로 7년간 나는 음식의 90%를 생으로 먹어 오고 있다. 그 결과 비타민B_{12}가 수치가 낮다는 것을 제외하고 대부분의 증상들은 사라졌다. 내 주치의는 나에게 비타민B_{12} 주사와 보충제를 처방해 주었다.

그리고 5개월 전, 나는 식단에 푸성귀 유동식을 추가했다. 그 결과 나의 건강 상태는 극적으로 개선되었다. 나는 보통 하루에 푸성귀 유동식을 1L 정도 마신다. 다양한 재료를 이용하고 있지만 파슬리, 배, 망고, 사과를 기본으로 명아주와 케일을 섞은 것을 특히 좋아한다. 종종 파파야나 치아 씨를 섞기도 한다. 푸성귀 유동식을 시작한 지 4개월 만에 콜레스테롤 수치가 170으로 내려갔다. 갑상선 검사 결과도 정상으로 나왔다. 그중에서도 나를 가장 기쁘게 한 것은 몇 년 만에 처음으로 비타민B_{12} 수치가 정상이 되었다는 것이다. 나의 주치의는 더 이상 내가 비타민 B12 주사를 맞지 않아도 된다고 했다. 그 말을 듣는 순간 말 그대로 날아갈 것 같은 기분이 들었다.

건강하지 않은 음식에 대한 갈망이 줄어들었다는 것도 큰 변화다. 체중이 5.5kg이나 감소했다는 사실만으로도 기분이 정말 좋다. 앞에서도 말했지만 직업인 댄서인 내게는 더더욱 그렇다. 푸성귀 유동식은 하루에 두 번 마시는데, 그것을 먹고 나면 몸에 에너지가 넘친다. 지금 나는 일주일에 10시간씩 지치지 않고 열정적으로 스윙과 폴카를 춘다. 20년간 있었던 흰머리가 다시 검어지기 시작하는 변화도 겪고 있다.

현재 나는 67세다. 하지만 삶에 대한 생각이 완전히 바뀌었기 때문에 아무것도 두렵지 않다. 지금껏 70년 가까운 세월을 살아오면서 이렇게 균형 잡힌 기분을 느껴 본 것은 처음이다. 미시지 치료사는 내 피부가 빛나고, 근육 상태도 많이 개선되었다고 말해 주었다. 다른 사람들에 비해 10년 이상은 젊어 보인다. 솔직히 말하자면 기분상으로는 20년 이상 젊어진 것 같다.

내가 식단에 푸성귀 유동식을 추가한 뒤로 내 아이들은 더 이상 나를 따라오지 못한다. 나는 열일곱 살짜리 손자와의 테니스에 시합에서도 손자를 이길 정도다. 댄스 클럽에서도 마찬가지다. 나보다 훨씬 젊은 친구들보다 훨씬 춤을 잘 춘다. 6시간 동안 쉬지 않고 폴카와 왈츠, 스윙을 출 정도다. 사람들은 이런 나에게 그 비밀이 무엇이냐고 묻는다. 나는 내가 가는 곳 어디든 푸성귀 유동식을 가지고 다니며 다른 사람들과 기꺼이 그것을 나눠 먹는다.

내 동년배들을 보면 소화 문제로 고생하는 친구들이 많다. 한때는 나 역시 소화가 안 되어 고생을 했다. 하지만 푸성귀 유동식을 마시기 시작한 뒤로 나의 장(腸) 상태는 말 그대로 최고의 능력을 발휘하고 있다. 한 음식이 들어가면 그 자리에 있던 음식이 밖으로 배출된다. 예전에 비해 신장도 훨씬 건강해졌고, 소변을 보기 위해 새벽에 깨어나는 일도 없어졌다. 간에 있던 작은 반점들도 사라졌다. 시력도 향상되어 이제 더 이상 안경을 쓰지 않아도 된다. 조금 복잡한 상황이 벌어지거나 큰 일이 닥쳐도 긍정적인 태도를 유지할 수 있다. 갈수록 침착해지고 집중력이 높아지는 것을 느낀다.

나는 최근 캘리포니아에서 하던 일의 범위를 워싱턴D.C.로까지 넓혔는데, 그 때문에 전화와 컴퓨터, 팩스를 더 많이 사용하고, 비행기를 타고 출퇴근하는 날이 많아졌다. 뿐만 아니라 나는 생식 포트럭(potluck, 각자 음식을 조금씩 마련해 가지고 와서 즐기는 파티)을 즐기고 생식과 관련된 강의를 듣는다. 또한 일 년에 일곱 번씩 샌프란시스코 채식주의자협회와 이스트베이 지역 채식주의자협회와 함께 포트럭을 주최하기도 한다. 다른 사람들에게 생식 정보를 제공하고 치료를 돕기 위한 웹사이트도 운영하고 있다. 주소는 www.LizzysLanding.com이다.

또한 나는 빅토리아가 행하는 침팬지에 관한 연구를 비롯해 그녀와 관련된 모든 것을 지원하고 있다. 나는 푸성귀 유동식이 첨가된 생식 식단이야말로 영양학의 미래이자 희망이라고 믿는

다. 더 건강한 지구를 만들기 위한 빅토리아의 용기와 그녀의
아름다운 인생에 찬사를 보낸다.

푸성귀 유동식 덕분에 습진이 사라지다

—Karl E. U. from California

57세의 나는 어릴 때부터 전신에 심한 알레르기 증상이 나타
나 오랜 시간을 고통 속에서 살아왔다. 태어날 때부터 몸에 습
진이 있었고, 그로 인해 지금껏 약물에 의존해 왔다. 매일 밤 살
갗이 벗겨져 나가는 고통과 피가 날 때까지 긁어야 하는 심한
가려움증에 시달렸다. 하지만 증상은 나아지기는커녕 점점 더
악화되었고, 주치의는 스테로이드제를 포함한 약을 두 배로 늘
릴 수밖에 없다고 했다. 그것은 일시적으로 염증을 가라앉혀 주
긴 했지만 여전히 피가 났고, 전신에 보기 흉한 발진과 상처를
남겼다. 병원에 입원해서 치료를 받아 보기도 했지만 전혀 도움
이 되지 않았다. 고통이 극심한 나머지 세 번이나 죽을 생각을
했을 정도다.

그러나 친구인 엘리자베스가 '푸성귀 유동식'을 소개한 순간
기적은 시작되었다. 푸성귀 유동식은 나의 피부 상태를 크게 개
선해 주었다. 잠을 자는 것이 예전처럼 고통스럽지 않다. 매일
밤 피가 날 만큼 몸을 긁지 않아도 될 정도가 된 것이다. 푸성귀
유동식을 마시기 시작한 지 겨우 2주 만에 피부 상태가 좋아지

는 것을 느꼈고, 하루하루 더 좋아지고 있다. 솔직히 말로는 미처 표현할 수 없는 축복이다. 끝이 없을 것만 같던 지옥은 이렇게 끝나 가고 있다.

57년 만에 고통이 사라져 가는 이 놀라운 기적. 그리고 내 삶이 생산적으로 변해 가고 있다는 크나큰 축복.

엘리자베스와 빅토리아에게 진심으로 감사한다.

푸성귀 유동식, 췌장암을 치료하다

—S. Chiao, Taiwan

나는 대만 타이베이에 위치한 한 중학교의 영어 교사로, 한때 극심한 스트레스에 시달렸다. 스트레스와 씨름하고 있던 어느 날, 정기 검진 결과 췌장암이라는 선고를 받게 되었다. CE190 테스트 결과 40이라는 수치가 나온 것이다. 참고로 정상 수치는 33이다.

두려웠다. 하지만 죽고 싶진 않았다. 나에겐 아직 학교에 다니는 두 딸이 있었고, 아이들은 전적으로 내게 의존하고 있었다. 전통적인 치료 방법을 선택하는 대신 갯보리 주스를 마시려고 했다. 하지만 내 입맛은 그것을 견뎌내지 못했다. 결국 생과일과 채소를 먹기 시작했다. 육류와 유제품 섭취는 중단했다.

그리고 3개월 뒤 다시 검사를 받았다. 검사 결과는 여전히 40. 의사는 내 몸속의 암이 진행형은 아니지만 그렇다고 해서 줄어들지는 않는다고 했다.

그러던 중 우연히 빅토리아의 책을 읽게 되었고, 푸성귀 유동식에 대해 알게 되었다. 그날부터 나는 매일 500g의 푸성귀 유동식을 마시기 시작했다. 얼마 지나지 않아 그것은 나의 정규 식단이 되었다. 나는 보통 바나나에 파인애플이나 망고를 첨가한 오렌지 주스를 마셨다. 푸성귀는 파슬리나 해바라기싹, 상추, 그리고 어린 완두콩 새싹을 넣었다.

그리고 다시 3개월이 지나 CE190 테스트를 했고, 결과는 28로 나왔다. 정상인보다 더 낮게 나온 것이다. 나는 푸성귀 유동식이 내 생명을 구했다고 믿는다.

우리 가족을 '생식 가족'으로 만들어 준 푸성귀 유동식

—Angela R.

나는 공인받은 본초학자(本草學者, 식물학자)로, 우리 가족은 물론이고 내게 가르침을 받은 많은 사람들이 건강해지는 데 많은 도움을 주어 왔다. 하지만 여섯째 아이가 태어난 뒤로 건강이 악화되기 시작했다. 식물에 대한 지식은 풍부했지만 정작 내 건강은 지키지 못한 것이다. 건강이 악화되면서 나는 강의를 포기하게 되었다. 자연히 나를 찾는 사람들의 수도 줄어들었다.

그 전까지만 해도 나는 매우 열정적이었다. 하지만 에너지가 저하되고 건강이 악화되면서 나는 일시적으로 기분을 전환하기 위해 카페인에 의존하게 되었다. 게다가 혈당이 지나치게 떨어져 멈출 수도 없었다. 먹는 것이 말 그대로 지루한 일이 되면서 더 이상 그것을 즐길 수 없는 상황에 이르렀다. 불면증, 비듬, 탈진, 걱정, 고민, 의기소침, 불쾌함 등의 증상과 더불어 정크 푸드(junk food, 칼로리는 높지만 건강에는 좋지 않은 인스턴트 식품)에 대한 갈망에 시달렸다.

그러던 중 빅토리아의 강의에 대한 얘기를 듣게 되었는데, 솔직히 처음엔 꺼려진 것이 사실이다. 하지만 마음을 바꿔 강의를 들으러 가기로 결심했고, 난 친구 몇 명과 함께 강의에 참석했다. 우리 모두는 유동식을 아주 좋아했다. 빅토리아가 말하는 푸성귀에 관한 정보는 내가 알고 있던 것과 똑같았다.

다음 날 아침, 나는 우리집 텃밭에 있는 야생 푸성귀를 뽑아다 유동식을 만들었다. 가족들 역시 유동식을 좋아해서 하루에 4L나 되는 푸성귀 유동식을 만들어야 했다. 게다가 빅토리아와 피버 박사가 진행하고 있는 실험에도 참여할 수 있었다. 그리고 그때부터 나는 내 친구들에게 유동식에 관해 알리기 시작했다.

우리 집에는 《생식 가족(Raw Family)》이라는 책이 있었는데, 나는 그동안 그 책을 읽지 않았다. 남편은 먼저 읽어 본 뒤 내가 그 책을 읽어야 한다고 했다. 나는 남편의 권유를 따랐고, 주목할 만한 이야기라는 사실을 깨달았다. 그와 함께 건강을 회복할 수 있다는 희망을 갖게 되었다.

《생식 가족》을 읽고 난 뒤 남편도 생식에 흥미를 갖게 되긴 했지만, 사실은 이해만 하는 정도였다. 요는 그가 강하고 건강해 보이는 채식주의자를 그때까지 본 적이 없다는 이유였다. 남편은 운동을 즐기는 사람인데, 채식을 하면 근육량이 줄어들까 봐 생식을 하지 않으려 한 것이다. 하지만 이고르가 유동식을 가지고 우리 집에 온 날 남편의 생각은 바뀌었다. 이고르 또한 운동을 즐기는 청년이다. 실제로 그는 300가지나 되는 트레이닝 기구들을 가지고 있다고 한다. 게다가 그는 모스크바에서 마사지 교육도 받은 경험이 있다. 생식을 하는데도 건강한 피부와 완벽한 몸을 가지고 있는 이고르를 보며 남편은 놀란 것이다.

나는 생식 위주의 채식주의자가 되는 것과 조리된 음식 위주의 채식주의자가 되는 것과는 크게 다르다고 생각한다. 조리된 채소를 통해서는 충분한 단백질을 얻을 수 없다고 생각하기 때문이다. 오직 생채소를 먹는 생식주의자들에게서만 진정으로 건강한 모습을 볼 수 있다.

푸성귀 유동식이 내게 준 첫 번째 선물은 정크 푸드에 대한 갈망을 없애 주었다는 것이다. 나는 음식에 대한 갈망은 영양 결핍에서 온다고 생각한다. 그렇기 때문에 결핍된 영양소가 충족되면 갈망도 사라진다. 우리는 몸이 갈망하는 음식에 귀를 기울여야 한다. 그래서 나는 나를 찾아온 사람들에게 가장 먼저 이것을 묻는다. 그리고 유동식이야말로 더 많은 사람들을 생식주의자로 만들어 주는 열쇠라고 확신한다. 만일 음식에 대한 갈망에 크게 시달리지 않는 사람이라면 훨씬 쉽게 생식주의자가 될 수 있을 것이다.

정크 푸드에 대한 갈망이 없어짐과 동시에 생식주의자가 되고 싶다는 생각이 들었다. 내 가족과 친구들은 내가 생식주의자가 되어 가는 과정을 관심을 갖고 지켜보았다. 한 친구는 "우리가 생식주의자가 되기 전에 너에게 어떤 변화가 나타나는지 지켜볼 거야."라며 나를 격려해 주었다. 결과는 만족스러웠고, 그들 중 대부분이 나와 마찬가지로 생식주의자가 되어 가고 있다. 물론 나의 남편과 여섯 아이를 모두 포함해서 말이다. 우리 아이들 중 맏이는 열다섯 살이다.

나는 원기를 되찾았다. 이제는 밤에 숙면을 취할 수 있다. 새벽 5시만 되도 저절로 눈이 떠지는데 숙면을 취한 느낌이다. 그렇게 하루를 시작한다. 감정 또한 균형을 잡아 가고 있다. 매사에 적극적이고, 더 이상 카페인을 갈망하지 않으며, 우울증이 사라지고 모든 것이 행복하다는 느낌이 든다. 게다가 임신으로 인해 불어났던 체중의 5kg이 빠졌다. 사실 어떤 날은 기분이 너무 좋은 나머지 마약에 취한 기분이 이런 것인가 하는 의문이 들 때도 있다. 나는 신께서 우리가 그런 느낌을 가질 수 있도록 창조하셨다고 생각한다. 이것이 바로 사람들이 마약을 끊지 못하는 이유가 아닐까 싶기도 하다.

나는 또한 꾸준히 몸을 해독한다. 그날은 마음을 편하게 먹고 몸을 맡긴다. 해독은 장기적으로 볼 때 질병을 유발할 수 있는 쓰레기를 치우는 과정이다. 남편도 든든한 지원자가 되어 이렇게 말해 준다. "이 식단이 올바르다는 걸 당신도 알잖아. 참고 견뎌 봐!"

나뿐만 아니라 남편도 여러 가지 변화를 겪고 있다. 그중에서도 가장 큰 변화는 잠이다. 남편은 잠이 많은 사람인데, 푸성귀 유동식을 먹은 뒤로는 5시간만 자고도 지낼 수 있게 되었다. 우리 아이들도 모두 좋아지고 있다. 첫째는 좀 더 똑똑해졌다는 느낌이 든다고 한다. 열두 살짜리는 에너지가 증가한 것이 느껴지고 비듬과 여드름이 없어졌다고 한다.

나의 삶, 나아가 우리 가족과 내 친구들에게 이렇게 큰 변화를 가져다 준 빅토리아에게 진심으로 감사한다. 주님의 축복이 언제나 함께 하기를.

소화 불량이 사라지고 단 음식에 대한 갈망이 없어졌다

—Huge and Audrey B.

친애하는 빅토리아 자매에게

오드리(Audrey)와 내(Huge)가 '푸성귀 유동식'을 마시기 시작하고 그로 인한 변화를 경험하게 된 과정은 비슷합니다.

1. 지금으로부터 2개월 전 푸성귀 유동식을 마신기 시작한 뒤로 나와 오드리 둘 다 체중이 2.5kg 정도 감소했습니다. 오드리는 68kg에서 65kg으로, 나는 88kg에서 86kg으로 떨어졌습니다.

2. 우리는 둘 다 에너지가 넘치는 것을 느끼고 있으며, 배변 활동도 왕성하게 하고 있습니다. 어떤 날은 하루에 세 번이

나 변을 보는 날도 있습니다.

3. '위산 테스트'에 결과 오드리(혈액형 O형)는 위산이 풍부하고 소화 불량 증상도 없습니다. 반대로 나(A형)는 위산이 매우 적어서 정규 식사와 함께 하루 4알의 위산제를 복용해 왔습니다. 약의 힘으로 소화 불량 증상을 완화하고 위가 쓰리는 증상을 억제해 온 것입니다. 증상을 가라앉히기 위해 베이킹 소다에도 의존했습니다. 증상이 시작될 때 오렌지를 먹기 시작해 한 개를 다 먹을 즈음이면 증상이 사라지곤 했습니다. 그런데 푸성귀 유동식을 먹은 뒤로는 위에 그 어떤 불쾌한 증상도 나타나지 않고 있습니다. 정말 놀라운 일입니다.

4. 아이스크림과 단 음식에 대한 갈망이 줄어들었습니다. 한때 나는 맛있고 촉촉한 스테이크를 상상만 해도 군침을 흘리곤 했습니다. 하지만 이제는 아닙니다. 나는 지난 2주간 두 번에 걸쳐 스테이크 바비큐 파티에 초대를 받았습니다. 두 번 모두 파티에 참석하여 스테이크를 먹은 사실을 고백합니다. 하지만 스테이크를 먹고 나서 두 번 모두 소화 불량으로 고생했습니다. 그리고 우리 부부는 생전 처음으로 오리건 주의 머틀 크릭(Myrtle Creek)에서 열린 생식 포트럭에 참석하게 되었습니다. 포트럭에 가기 전 우리는 푸성귀 유동식을 먹었습니다. 그 후로 지금까지 그 어떤 소화 불량 증상도 나타나지 않고 있습니다.

우리 부부는 믿습니다. 나와 오드리는 빅토리아와 폴 피버 박사의 제자입니다. 두 사람은 훌륭합니다. 우리가 그들을 알게 되고, 그들의 가르침을 받고, 푸성귀 유동식을 경험하게 된 것은 정말이지 행운이었습니다.

지방 식품에 대한 갈망이 줄어들다

—MA &LC, Berkeley, CA

우리는 둘 다 40대다. 한 명은 2년간 100% 생식을 하다 지금은 75% 정도 생식을 하는 채식주의자가 되었다. 그리고 다른 한 명은 40% 정도 비율로 생식을 하고 있다. 물론 육류도 먹는다.

우리기 푸성귀 유동식을 마시기 시작힌 것은 지금으로부터 2개월 전 빅토리아가 쓴《푸성귀 유동식에 붙이는 송시(ode to Green Smoothies)》라는 제목의 책을 읽은 뒤부터다. 책을 읽고 우리는 두 가지 중요한 사실을 알게 되었다. 그중 하나가 푸성귀 유동식은 맛이 매우 뛰어나다는 것이다. 우리는 푸성귀 유동식의 뛰어난 맛과 향에도 놀랐지만 우리가 그것을 갈망하고 있다는 사실에 더 놀랐다. 우리는 매일 푸성귀 유동식을 마시는 것에 대해 행복을 느낀다.

40%만 생식을 하는 친구는 아무런 노력을 하지 않았음에도 불구하고 체중에 저절로 빠지기 시작했다. 그녀는 이제 하루 두 끼(때로는 하루 세 끼 모두)를 푸성귀 유동식으로 대신한다. 75%

생식을 하는 사람은 푸성귀 유동식과 과일로 몸을 해독한 뒤 현재 치료의 갈림길에 서 있다.

푸성귀 유동식이 가져다 준 또 하나의 커다란 변화는 지방 식품에 대한 갈망이 줄어들었다는 것이다. 지금도 충분히 만족하고 있는데, 푸성귀 유동식에는 지방이 들어 있지 않아서 더욱 좋다. 우리는 우리의 건강이 더 좋아지고 있다고 생각한다. 감사한다.

커피를 끊다

—L.H.

지난 해, 남편과 이혼을 한 뒤 나는 많은 스트레스를 받아 왔다. 처음으로 생식 강연에 출석했을 때도 스트레스에 시달리고 있었다. 나의 소화 기능은 아주 나빠서 음식을 먹고 난 뒤에는 항상 가스가 나오거나 트림을 하곤 했다. 주치의의 말에 의하면 내 몸의 모든 영양소가 결핍인데, 그것은 내가 음식을 골고루 충분히 섭취하지 않기 때문이라고 했다.

실험에 참가하게 되었을 때 나는 전율마저 느꼈다. 처음에는 식사와 함께 HCL 캡슐을 4알씩 복용하던 때와 별다른 차이를 느끼지 못했다. 나는 내가 위산이 매우 적어서 소화에 문제가 있다는 사실을 알고 있었다. 유동식을 먹으면서도 가끔씩 HCL을 1알씩 먹어야 했다. 스트레스로 인해 심장이 아프거나 위산이 역류하는 증상을 막기 위함이었다. 그 덕분에 유동식을 잘 소화할 수 있었다.

그렇게 첫 주에는 별다른 반응이 없었지만 2주째에 접어들면서 놀라운 변화가 나타나기 시작했다. 알람이 울리기 전에 잠에서 깨어난 것이다. 그것은 나에게 참으로 의미 있는 변화였다.

보통 나는 알람이 울려도 가까스로 일어나고, 8시간을 자고도 자리에서 일어나지 못해 침대에서 시간을 질질 끌곤 했다. 그날부터 나는 아침마다 가뿐하게 일어나 하루를 시작하기 위한 준비를 할 수 있다. 하지만 아침마다 모닝 커피를 마시고 조리된 음식과 생 음식을 먹고, 밤마다 와인을 한 잔씩 마시는 습관까지는 포기할 수 없었다. 오히려 그런 '나쁜' 습관을 유지함으로써 에너지가 솟는다는 생각도 들었다.

그런데 시간이 갈수록 푸성귀 유동식이 기다려지고, 더 많이 먹고 싶다는 생각이 들었다. 하지만 나에겐 그것을 만들 시간이 없었다. 싱글맘인 나는 많은 시간 일을 해야 한다. 게다가 파트타임 일까지 하고 있다. 그러는 중에도 나는 아들과 많은 시간을 갖기 위해 애쓰고 있다. 집에서 충분한 시간을 갖는다는 것은 나에게 새로운 도전이나 다름없는 것이다. 지금은 학교를 쉬고 있고, 아이에게 여유가 생겨 집에서 좀 더 오랜 시간을 함께하며 매일 푸성귀 유동식을 먹는 것이 일상이 될 날만을 기다리고 있다.

나는 내 몸 상태가 이전에 비해 훨씬 좋아졌다는 느낌과 함께 더 많은 에너지를 느끼고 있다. 게다가 커피를 끊었다. 커피 그

라인더를 아마씨 그라인더로 바꾸는 변화가 생겼다. 유동식을 먹는 동안 장기들의 기능이 훨씬 좋아졌다는 것도 느낀다. 독소도 줄어든 기분이다. 생식을 한다는 것은 참으로 바람직하고 좋은 일이다. 나는 다른 사람들에게도 그런 바람직한 변화가 일어나기를 바란다. 나는 유동식을 마시는 것이 날 음식을 먹는 것보다 더 쉽고 부족한 영양소를 보충하는 데 좋은 방법이라고 생각한다. 나의 소화 기능은 점점 좋아지고 있으며, 몸무게도 1kg 정도 감소했다. 크게 줄어든 것은 아니지만 어쨌든 빠졌다. 푸성귀 유동식을 마시며 '나쁜' 식습관을 버렸더라면 분명 더 많이 빠졌을 것이다.

나는 내 몸을 더 건강하게 하기 위해 앞으로도 계속해서 푸성귀 유동식을 마실 것이다. 그래서 나는 유동식에 감사한다. 특히 바쁜 엄마일수록 자기 몸을 더 열심히 관리하고 돌볼 필요가 있는데, 푸성귀 유동식이 바로 그 답이다. 나는 내가 더 건강해지고 에너지가 증가하기를 기대한다. 10대 못지 않게 말이다.

고맙습니다, 감사합니다! 하나님이 당신에게 축복을 내려 주시길 기도합니다.

백내장이 40%에서 10%로 복귀되다

―Deanna A. Gontard, May 25th, 2005

사랑하는 빅토리아,

우리는 토론토의 슈퍼 슈프라우츠(Super Sprouts)에서 처음 만났지요. 회의 시간에 알려 준 소중한 정보와 당신이 나의 가족과 많은 사람들에게 준 가르침에 깊은 감사를 드립니다.

2004년 10월, 나는 콜레스테롤 수치가 매우 높다는 말을 들었습니다. 이 끔찍한 소식을 듣기 위해 의사 앞에 간 것 자체가 기적이었다고 할까요. 그와 동시에 양손의 관절염으로 인한 통증이 너무나 심해 아침마다 고통 속에서 깨어나야만 했습니다. 피아노를 치는 내게, 음악이 삶의 큰 부분을 차지하는 내게 그것은 크나큰 충격이었습니다. 더 절망적인 것은 시력이 저하되고 왼쪽 눈에 백내장까지 생긴 것이었습니다. 안과 의사는 내게 나의 경우는 진행성 질환이어서 수술밖에는 방법이 없다고 했습니다.

"그럼 어떻게 해야 하죠?" "약을 더 드셔야 합니다." "아니요."

결국 나는 생식주의자인 친구들의 도움을 얻어 바로 생식 섭취에 돌입했습니다. 당시 나는 독일 여행을 계획해 놓고 있었는데, 여행 중에도 생식을 꾸준히 먹으면 살 수 있을 거라는 확신이 들었습니다. 해외에 있는 가족들은 조리한 음식과 구운 과자를 준비해 놓고 내가 도착하기만을 기다렸습니다. 나는 가족에게 의사의 말을 전하고, 생식을 하겠다고 말했습니다. 긴 침묵. 하지만 가족 모두 나의 결정을 이해해 주었습니다. 나는 디저트는 물론이고 모든 음식을 날것으로 준비했습니다. 처음에는 모두 놀라는 듯했지만, 맛을 보고는 다들 좋아했습니다. 독일에 있는 4주 동안 실천해 보기로 마음먹은 모든 것을 해 보고, 철저히 그 방법을 따랐습니다.

그리고 여행에서 돌아와 다시 콜레스테롤 수치를 측정해 보았습니다. 놀랍게도, 의사는 수치가 믿을 수 없을 만큼 좋아졌다고 했습니다. 젊은 사람 못지않다는 말과 함께. 그것은 칭찬이었습니다. 그러면서 그는 내가 실천한 방법이 좋았으니 계속 그렇게 하라고 했습니다. 나는 그에게 이 모든 것이 생식 덕분이라는 말을 했습니다. 그러나 의사는 한 쪽 귀로 듣고 한 쪽 귀로 흘려 버렸습니다.

이번에는 안과로 가 눈 검사를 했습니다. 의사는 깜짝 놀라면서 백내장이 40%에서 10%로 줄었을 뿐만 아니라 시력이 훨씬 좋아졌다고 했습니다. 안경을 다시 맞출 필요가 있다는 말도 했습니다. 의사에게 지금껏 진료한 환자들 중에 이런 경우가 있었냐고 물었더니, 단호하게 "아니요."라고 했습니다. 그 말에 나는 이렇게 증상이 호전되고 병이 나은 것은 모두 생식 덕분이라고 말했습니다. 그는 내 말이 믿어지지도 않고 이해되지도 않겠지만 진료를 받기 위해 대기실에 있던 다른 환자들은 나와 의사가 하는 말을 들었습니다. 생식의 효과에 대해 말하는 내게 귀 기울여 주지 않는 것이 아쉽긴 하지만, 결국엔 자신의 직업에 도움이 되지 않기 때문이겠죠.

어쨌든 나는 지난 10월 이후 모든 약을 쓰레기통에 넣었습니다. 건강은 훨씬 좋아졌고, 에너지도 넘칩니다. 체중도 16kg이나 빠졌는데, 내 생애를 통틀어 이렇게 좋았던 적은 없습니다. 이 모든 것이 지난 몇 개월간 생식을 해 온 덕분입니다. 몸속의 장기들 또한 젊어지는 경험을 하고 있지 않을까 하는 생각이 듭니다.

빅토리아, 의학계가 잘못 알고 있는 부분을 입증하고, 조리한 음식과 약을 대신할 수 있는 대체 요법을 개발하고, 그것을 많은 사람들에게 알리기 위해 노력하는 당신의 열정과 용기에 진심으로 감사해요.

언제나 웃음이 가득하고 건강하기를.

생식 덕분에 행복한 나날들

—Bridget BW, June 14, 2005

빅토리아와 이고르가 리들(Riddle)에서 강연히는 것을 듣기 전까지만 해도 나는 매우 우울한 상황에 빠져 있었다. 더 이상 살고 싶은 의욕이 없었다. 극도로 피곤했고, 너무나 침울했고, 너무나 아팠다. 그러던 중 열정적으로 강의하는 빅토리아의 모습을 보게 되었고, 내 마음은 미소를 지었다. 새로운 희망을 발견한 것이다. 나는 내 문제들에 대한 답을 찾아냈다. 더 많은 과일과 채소, 푸성귀를 먹는 것이 내게 꼭 맞으며 필요한 방법이라는 생각이 들었다. 하지만 내가 그것을 행동으로 옮길 수 있을지, 또 그것을 해 낼 수 있을지는 의문이었다. 나는 위산이 지나치게 적어서 실험에 참가하게 되었다. 그런데 고맙게도, 30일 간 푸성귀 유동식을 하고 난 뒤 내 몸은 생식만을 원했다. 에너지가 충만해진 것은 물론이고, 새로운 꿈이 생기기 시작하고, 기쁨의 감정이 되살아났다.

혈당은 안정되고, 우울증도 개선되었다. 이제 나는 살고 싶다. 나에겐 에너지가 넘친다. 나는 정상적인 배설을 한다. 내 시력은 더 좋아졌다. 내 피부는 더 건강해졌다.

이런 변화를 가져다 준 빅토리아에게 진심으로 감사한다.

푸성귀 아가, Z

—Tasia, Stephan and Nicolas Boutenko

● Z의 입양

이름 : 알렉산더 그래프 레빈(일명 Zander 또는 Z)

출생 : 2004년 1월 1일, 보포트(Beaufort) SC

체중과 신장 : 3.1kg, 키 49.5cm

아이가 태어난 지 4일째 되던 날 Z를 데려가라는(입양하라는) 전화를 받았다. Z가 태어났을 때 변호사는 휴가를 가고 없었다.

● 1~4개월 : Z에게 주로 먹인 것은 염소 젖과 유모의 젖, 그리고 물이다.

● 5개월 : Z에게 생주스를 먹이기 시작했다.

● 6개월 : 연한 푸성귀 유동식 소량에 보리 푸성귀 주스를 추가했다.

- 9개월 : Z는 아보카도와 사과를 좋아한다.

- 10개월 : Z는 레몬과 사과, 셀러리를 넣은 유동식을 좋아
  한다.

- 11개월 : 혈액 철분 수치 12.9. Z는 내가 유동식을 만들 때
  나를 도와주는 것을 좋아한다. 아이는 내 앞에 앉아서 유
  동식에 들어갈 재료를 집어 준다(아직 이름은 모르지만). 커
  다란 나무 숟가락을 들어 내용물을 젓기도 한다. 철분을
  더 달라는 무언의 압력을 받고 더 많은 푸성귀(상추와 파슬
  리)와 바이탈K(Vital K), 그리고 플로라딕스(Floradix) 식물
  복합제를 추가했다. 그런 다음 혈액 검사를 해 보니 수치
  가 12.9%나 높게 나왔다. Z의 주치의가 물었다. "와우~
  아이에게 뭘 먹이신 거죠? 혹시 못을 먹였나요?"

- 12개월 : Z가 '푸성귀를 재료로 한' 유동식을 먹기 시자했
  다. Z는 스스로 먹기를 좋아한다. 수저로 떠서 나에게도
  준다. 젖도 거의 떼었다.

- 15~16개월 : Z의 혈액 철분 수치는 늘 높은 수준을 유지
  한다. 나의 요청으로 2005년 4월 마지막 테스트를 했을 당
  시 11.9였다. Z의 소아과 담당의는 나에게 Z에 대해 많은
  질문을 했다. 모든 대답은 긍정적이었다. 의사의 마지막
  말은 "모든 결과가 정상이거나 그 이상입니다. 24개월 전
  까지는 다시 검사를 할 필요가 없겠는데요. 정말로 건강한
  아이입니다."였다. 이것은 보통의 18개월짜리 아이가 받는
  일상적인 검사를 건너뛰어도 된다는 의미다. Z는 쉬지 않

고 걸어다닌다. 때문에 우리는 집에 있는 모든 물건을 Z의 손이 닿지 않는 곳에 올려놓아야 한다. 지금은 짧은 단어들도 구사한다. 이를테면 "I'm okay," "What you doin?" "How're you doin?" "I don't know," "I love you," "bye-bye," "Thank you," "I do it" "I didn't do it." 등.

몇 가지 더 추가하자면,

● 푸성귀 유동식을 먹이기 시작한 뒤로 Z는 매일 두세 번씩 규칙적인 배변을 한다. 푸성귀를 기초로 한 유동식이 아이의 장을 부드럽게 하고 수분을 충분하게 유지시켜 준 결과라 확신한다. 과일과 채소에 들어 있는 섬유소는 장의 연동 작용을 자극한다.

● 나는 "음식이 당신의 약이 되게 하고 약이 당신의 음식이 되게 하라."는 격언을 좋아한다.

꼬마 니콜라스도 좋아하는 푸성귀 유동식

—Clare Levin, clare @classictouch.net

나는 부텡고 가족의 첫 손자인 니콜라스를 임신한 지 6개월 정도 되었을 때 남편인 스테판(Stephan)을 따라 철저하게 '푸성귀 유동식'을 마시기 시작했다. 푸성귀 유동식을 마시면서 에너지가 충만하고 건강해진다는 느낌을 받았다.

분만 과정도 매우 놀라웠다. 태아의 심장 박동 수가 낮아 순
조로웠던 데다 자궁이 수축되는 동안에도 큰 고통이 없었던 것
이다. 자궁 수축이 시작될 때도 태아의 심장 박동은 나빠지지
않았다. 나는 모유 수유를 했는데, 모유를 통해 니콜라스에게
푸성귀 유동식이 영양과 효과가 전해질 것이라는 생각에 계속
해서 유동식을 섭취했다. 그런 노력 덕분인지 니콜라스는 의사
를 포함하여 우리 가족 모두를 놀라게 해 주고 있다. 성장 단계
마다 성장 곡선을 앞질러 가고 있고, 지금은 걸으려고 하고 있
다. 현재 니콜라스는 9개월로 다른 아이들과 달리 태어나서 단
한 번도 아프지 않았다. 우리는 니콜라스가 이렇게 건강한 것이
푸성귀 유동식 때문이라고 확신한다.

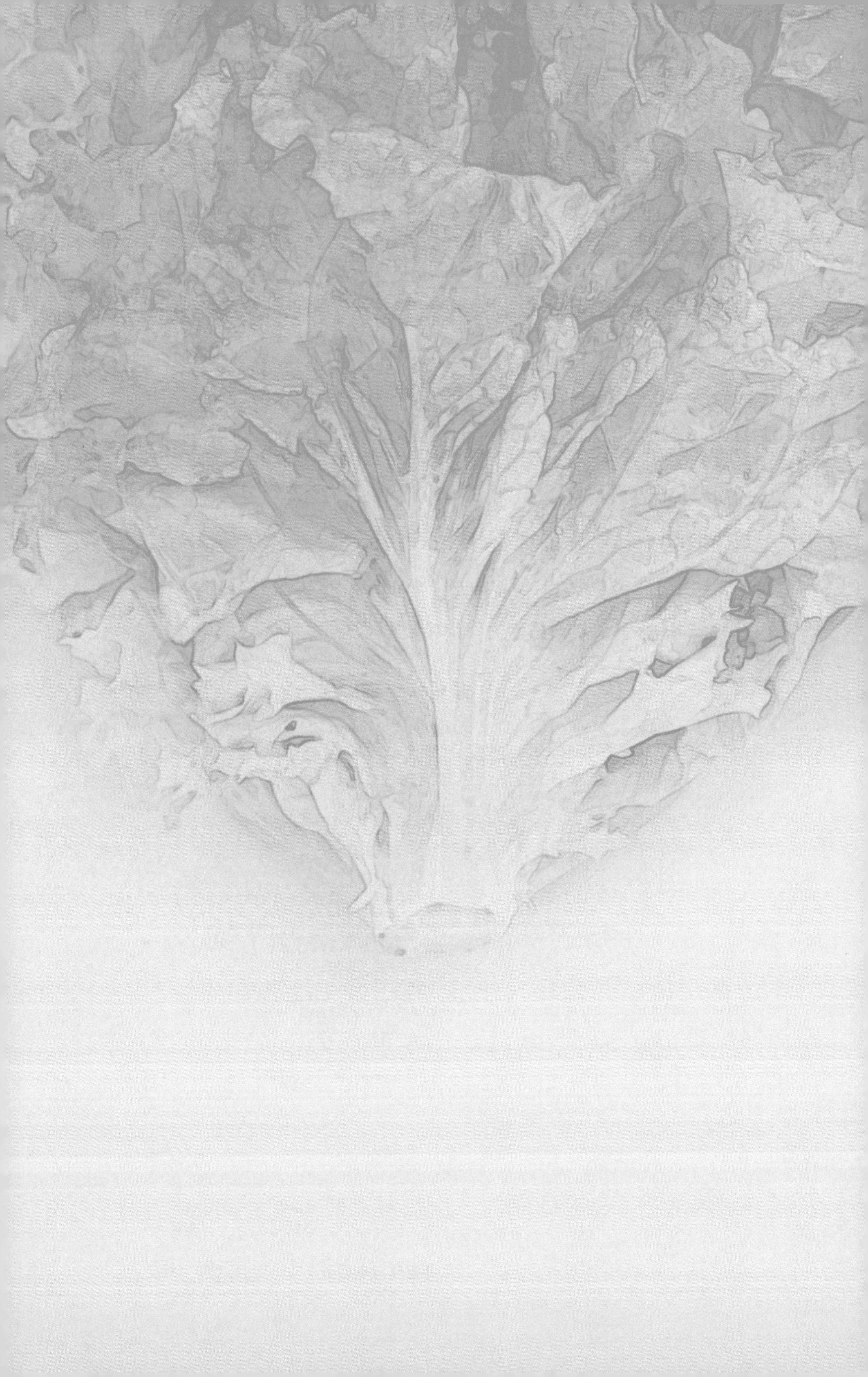

로즈버그 실험에 참가한 사람들을 대상으로 한 설문 결과

나의 더 많은 자료를 수집하기 위하여 로즈버그 실험에 참가한 사람들에게 다음의 질문들에 답해 줄 것을 요청했다.

1 매일 1L의 푸성귀 유동식을 마시는 것이 어려웠습니까?
2 푸성귀 유동식을 섭취한 결과 식단의 나머지 부분이 바뀌었습니까?
3 당신의 건강에 어떠한 변화가 있었습니까?
4 건강하지 못한 음식에 대한 갈망이 줄어들었습니까?
5 체중에 어떤 변화가 있었습니까?
6 수면의 양이나 패턴이 바뀌었습니까?
7 배설(양이나 형태)이 바뀌었습니까?
8 에너지가 바뀌었습니까?

9 당신이 모습에 대해 누군가가 말해 주었습니까?

10 몸이 해독되고 있다는 어떤 증상이 나타났습니까?

11 어떤 부정적인 경험을 하였습니까?

12 앞으로도 푸성귀 유동식을 계속해서 마시겠습니까?

대답이 매우 신뢰할 만하고 참가자들에게 일어난 여러 가지 긍정적인 변화들을 반영하기 위해 조사 결과를 포함시키기로 결정했다. 대답하지 않은 질문은 제외했다.

1 매일 1L의 푸성귀 유동식을 마시는 것이 어려웠습니까? 아니요, 그렇지 않았습니다.

2 푸성귀 유동식을 섭취한 결과 식단의 나머지 부분이 바뀌었습니까? 예, 다른 음식에 대한 갈망이 줄어들었습니다.

3 당신의 건강에 어떠한 변화가 있었습니까? 그렇습니다. 더 많은 에너지를 느낍니다.

4 건강하지 못한 음식에 대한 갈망이 줄어들었습니까? 예, 요즘은 아이스크림을 덜 먹습니다.

5 체중에 어떤 변화가 있었습니까? 예, 약간 빠졌습니다. 2kg 정도요.

6 수면의 양이나 패턴이 바뀌었습니까? 예, 많이 바뀌었습니다.

7 배설(양이나 형태)이 바뀌었습니까? 물론입니다.

8 당신이 모습에 대해 누군가가 말해 주었습니까? 아니요. 어쨌든,

내 얼굴에 대해서는 아니에요.

9 몸이 해독되고 있다는 어떤 증상이 나타났습니까? 내가 말할 수 있는 부분이 아니라고 생각합니다. 아마 그것이 오늘 내가 아주 피곤한 이유일 거예요.

10 어떤 부정적인 경험을 하였습니까? 아뇨, 전혀 없었습니다.

11 앞으로도 푸성귀 유동식을 계속해서 마시겠습니까? 예, 그렇게 할 계획입니다.

1 매일 1L의 푸성귀 유동식을 마시는 것이 어려웠습니까? 아니요, 나는 그 이상을 마셨고 그것을 좋아해요. 나뿐만 아니라 우리 가족도 유동식을 마시고 있는데 이제 내가 유동식을 만들지 않으면 화를 낼 정도예요.

2 푸성귀 유동식을 섭취한 결과 식단의 나머지 부분이 바뀌었습니까? 예, 그것은 내가 생식을 원하도록 만들었고, 그래서 나는 지금 95% 생식주의자가 되었어요. 이제 나는 정크 푸드를 갈망하지 않아요.

3 당신의 건강에 어떠한 변화가 있었습니까? 예, 잠을 잘 자게 되었고 에너지가 넘치고 적극적으로 변했으며, 체중이 5kg 정도 빠지고 비듬이 없어졌어요.

4 건강하지 못한 음식에 대한 갈망이 줄어들었습니까? 예, 이제 더 이상 정크 푸드를 갈망하지 않아요.

5 체중에 어떤 변화가 있었습니까? 그럼요, 5kg이나 빠졌어요.

6 수면의 양이나 패턴이 바뀌었습니까? 지난 몇 년간 불면증이 있었는데 지금은 아주 잘 자요.

7 에너지가 바뀌었습니까? 예, 에너지가 넘쳐요. 푹 자고 아침 5시면 일어나고, 정력적으로 변했습니다. 성욕도 증가했어요.

8 당신이 모습에 대해 누군가가 말해 주었습니까? 예, 남편과 아이들이요. 그리고 얼굴이 홍조를 띱니다.

9 어떤 부정적인 경험을 하였습니까? 가벼운 증상이 나타나긴 했지만 그보다 더 큰 효과를 얻었기 때문에 앞으로도 기꺼이 유동식을 마시려 합니다.

10 앞으로도 푸성귀 유동식을 계속해서 마시겠습니까? 예! 우리 가족 모두 유동식을 원하고 있어요. 감사합니다. 푸성귀 유동식은 인간이 섭취할 수 있는 식품 중 가장 영양가가 높은 것 중에 하나라고 생각해요. 그래서 나는 내 가족과 친구들에게 푸성귀 유동식에 대해 끊임없이 얘기합니다. 당신은 나의 삶을 전적으로 바꾸는 데 큰 영향을 주었어요.

1 매일 1L의 푸성귀 유동식을 마시는 것이 어려웠습니까? 아니요, 아주 즐거웠습니다. 솔직히 더 마시고 싶습니다.

2 푸성귀 유동식을 섭취한 결과 식단의 나머지 부분이 바뀌었습니까? 다른 음식에 대한 갈망이 줄어들고 커피를 덜 원하게 되었어요.

3 당신의 건강에 어떠한 변화가 있었습니까? 더 많은 에너지를 가지게 되었어요.

4 수면의 양이나 패턴이 바뀌었습니까? 예, 더 잘 자고 중간에 깨지 않고 더 오래 잘 수 있게 되었어요.

5 에너지가 바뀌었습니까? 그동안 나는 매일 오후 2시경이면 낮잠을 자곤 했는데 지금은 일주일에 한 번 정도만 잡니다.

6 몸이 해독되고 있다는 어떤 증상이 나타났습니까? 부작용이 없다는 것을 알게 되었습니다.

7 앞으로도 푸성귀 유동식을 계속해서 마시겠습니까? 내가 직접 푸성귀 유동식을 만들어 마시고, 건강을 개선하기 위해 내 방식대로 즐길 거예요. 내 가게에서 푸성귀 유동식을 판매할 계획도 가지고 있어요.

T. W.

1 매일 1L의 푸성귀 유동식을 마시는 것이 어려웠습니까? 아니요, 오히려 유동식에 길들여졌고, 일주일이 지나면서부터 내 몸이 유동식을 원하게 되었어요.

2 푸성귀 유동식을 섭취한 결과 식단의 나머지 부분이 바뀌었습니까? 예, 식사 시에 평소보다 먹는 양이 줄어들었어요.

3 당신의 건강에 어떠한 변화가 있었습니까? 예, 더 많은 에너지를 가지게 되었고, 그전만큼 오후에 낮잠을 자지 않아요. 식사 전에 공복감을 덜 느끼고, 오후가 되면 나타나곤 하던 저혈당 증세도 사라졌어요.

4 건강하지 못한 음식에 대한 갈망이 줄어들었습니까? 약간.

5 체중에 어떤 변화가 있었습니까? 그동안은 몸무게의 변화가 거의

없었는데, 밭(5에이커)에서 일을 하면서부터 줄어들고 있어요.

6 수면의 양이나 패턴이 바뀌었습니까? 예, 유동식을 마시기 시작한 첫날부터 아주 푹 자고, 자면서 이를 갈지 않는답니다.

7 배설(양이나 형태)이 바뀌었습니까? 배변량이 두 배로 늘었어요. 보통은 하루에 한 번이었는데 지금은 규칙적으로 하루에 두 번씩 배변을 합니다.

8 에너지가 바뀌었습니까? 에너지가 확실히 늘어난 것을 느낍니다. 두어 번 정도 휴식을 취하면서 하루 종일 밭에서 일할 수 있게 되었어요.

9 당신이 모습에 대해 누군가가 말해 주었습니까? 말해 준 사람은 없지만 훨씬 나아졌다는 것을 스스로 느꼈어요.

10 몸이 해독되고 있다는 어떤 증상이 나타났습니까? 예, 푸성귀 유동식을 겨우 두 번 마시고 나서 위경련이 사라졌어요. 처음 며칠은 이상했지만 그 뒤로는 아무 문제가 없었어요.

11 어떤 부정적인 경험을 하였습니까? 별다른 부정적인 증상은 나타나지 않았습니다.

12 앞으로도 푸성귀 유농식을 계속해서 마시겠습니까? 예, 푸성귀 유동식을 계속 마심으로써 그 향과 효과를 즐길 겁니다. 푸성귀 유동식은 이제 나의 일상이 되었습니다.

L. C.

1 매일 1L의 푸성귀 유동식을 마시는 것이 어려웠습니까? 아니요, 전 주로 아침에 마셨어요. 밤에는 힘들거든요. 많이 먹거나 마실

수 없는 체질이에요.

2 푸성귀 유동식을 섭취한 결과 식단의 나머지 부분이 바뀌었습니까? 날 음식을 더 많이 먹게 되었어요.

3 건강하지 못한 음식에 대한 갈망이 줄어들었습니까? 아니요. 내가 정말 원하는 것들에 대해서는 그렇지 않아요. 커피를 마셨었는데 지금은 마시지 않아요.

4 체중에 어떤 변화가 있었습니까? 2.5kg 정도 빠졌어요.

5 수면의 양이나 패턴이 바뀌었습니까? 더 숙면을 하게 되었고, 예전처럼 중간에 깨지 않아요.

6 배설(양이나 형태)이 바뀌었습니까? 확실히 규칙적으로 바뀌었어요. 화장실에 더 자주 가요.

7 에너지가 바뀌었습니까? 에너지가 늘어났어요. 오후 2~3시가 되면 늘 피곤해서 보충제를 먹거나 커피를 마시곤 했거든요. 지금은 조리한 음식을 더 먹지 않는 이상 피곤하지 않아요.

8 당신의 모습에 대해 누군가가 말해 주었습니까? 예, 얼굴이 홍조를 띤다고 해요.

9 몸이 해독되고 있다는 어떤 증상이 나타났습니까? 두통이요. 처음에는 열이 나고 독감 증상이 나타나고 기관지염이 나타났어요.

10 어떤 부정적인 경험을 하였습니까? 생식 요리법을 배우는 것이요. 기구를 사용하는 것이 익숙하지 않아요. 빠르고 쉬운 음식이 필요해요.

11 앞으로도 푸성귀 유동식을 계속해서 마시겠습니까? 예. 나는 조용한 사람이에요. 더 평화롭길 월하고, 걱정이 줄어들길 원해요.

1 매일 1L의 푸성귀 유동식을 마시는 것이 어려웠습니까? 아니요, 오히려 내가 직접 만들어 더 마시고 있습니다.

2 푸성귀 유동식을 섭취한 결과 식단의 나머지 부분이 바뀌었습니까? 예, 유동식을 더 만들게 되었고 디저트를 덜 먹어요. 여드름이 줄어들었어요.

3 당신의 건강에 어떠한 변화가 있었습니까? 예, 에너지는 증가하고 몸무게는 줄어들었어요.

4 건강하지 못한 음식에 대한 갈망이 줄어들었습니까? 예.

5 체중에 어떤 변화가 있었습니까? 예, 5kg 정도 줄어들었어요.

6 수면의 양이나 패턴이 바뀌었습니까? 좀 더 잘 자게 되었어요.

7 배설(양이나 형태)이 바뀌었습니까? 소변량이 늘어나고 변비 증상이 완화되었어요.

8 에너지가 바뀌었습니까? 에너지가 증가했어요.

9 당신의 모습에 대해 누군가가 말해 주었습니까? 예.

10 몸이 해독되고 있다는 어떤 증상이 나타났습니까? 유동식을 처음 시작했을 때 가벼운 독감 증세가 나타났었어요.

11 어떤 부정적인 경험을 하였습니까? 아니요.

12 앞으로도 푸성귀 유동식을 계속해서 마시겠습니까? 예!

1 매일 1L의 푸성귀 유동식을 마시는 것이 어려웠습니까? 아니요, 오히려 매일 마시고 싶습니다.

2 푸성귀 유동식을 섭취한 결과 식단의 나머지 부분이 바뀌었습니까? 예, 설탕과 탄수화물에 대한 갈망이 사라졌어요.

3 당신의 건강에 어떠한 변화가 있었습니까? 예, 에너지가 증가한 것을 실감하고, 더 이상 변비 증상이 나타나지 않아요. 참 좋습니다.

4 건강하지 못한 음식에 대한 갈망이 줄어들었습니까? 예.

5 체중에 어떤 변화가 있었습니까? 아니요. 전 아직 100% 생식주의자가 아니에요.

6 수면의 양이나 패턴이 바뀌었습니까? 수면의 질이 훨씬 좋아진 것을 느껴요.

7 배설(양이나 형태)이 바뀌었습니까? 배변을 원활하게 할 수 있어요!

8 에너지가 바뀌었습니까? 예, 에너지가 훨씬 낳아졌다는 것을 느껴요.

9 당신의 모습에 대해 누군가가 말해 주었습니까? 아니요, 아무도.

10 몸이 해독되고 있다는 어떤 증상이 나타났습니까? 몸이 약간 가려웠어요. 첫 일주일 동안 온몸이 불규칙적으로 가려웠어요.

11 어떤 부정적인 경험을 하였습니까? 아니요.

12 앞으로도 푸성귀 유동식을 계속해서 마시겠습니까? 그럼요, 물론이에요. 절대적으로 긍정적이에요.

감사해요, 빅토리아 당신과 당신의 가족이 우리를 위해서 해 준 모든 것에 감사해요.

Brent G.

1 매일 1L의 푸성귀 유동식을 마시는 것이 어려웠습니까? 처음에는 요.

2 푸성귀 유동식을 섭취한 결과 식단의 나머지 부분이 바뀌었습니까? 조금이요. 우유와 고기를 덜 먹게 되었어요.

3 당신의 건강에 어떠한 변화가 있었습니까? 피로를 덜 느껴요. 반면 에너지는 증가했어요.

4 건강하지 못한 음식에 대한 갈망이 줄어들었습니까? 예, 커피만 빼고요.

5 체중에 어떤 변화가 있었습니까? 아니요.

6 수면의 양이나 패턴이 바뀌었습니까? 예, 예전에 비해 일찍 일어나고, 욕실을 출입하는 횟수가 줄어들었어요.

7 배설(양이나 형태)이 바뀌었습니까? 배변이 개선되었어요.

8 에너지가 바뀌었습니까? 에너지가 증가해서 일하는 시간이 길어졌어요.

9 당신의 모습에 대해 누군가가 말해 주었습니까? 예, 스트레스가 줄어든 것 같다고 말해 주었어요.

10 몸이 해독되고 있다는 어떤 증상이 나타났습니까? 약간이요. 두통과 여드름이 좀 더 많아졌었어요.

11 어떤 부정적인 경험을 하였습니까? 아니요.

12 앞으로도 푸성귀 유동식을 계속해서 마시겠습니까? 예.

1 매일 1L의 푸성귀 유동식을 마시는 것이 어려웠습니까? 아니요, 쉬웠어요.

2 푸성귀 유동식을 섭취한 결과 식단의 나머지 부분이 바뀌었습니까? 예, 이제는 모든 음식을 생으로 먹어요.

3 당신의 건강에 어떠한 변화가 있었습니까? 예, 그동안은 음식을 먹고 난 뒤 몇 시간은 힘들었는데 이제는 그 증상이 줄어들었어요.

4 건강하지 못한 음식에 대한 갈망이 줄어들었습니까? 예, 갈망하지 않아요.

5 체중에 어떤 변화가 있었습니까? 예, 2주간 2.5kg 정도 줄었어요. 지난주에는 변화가 없었어요.

6 수면의 양이나 패턴이 바뀌었습니까? 조금 나아진 것 같긴 한데, 거의 비슷해요.

7 배설(양이나 형태)이 바뀌었습니까? 예, 화장실에 더 자주 가요. 하루 다섯 번 정도.

8 에너지가 바뀌었습니까? 에너지가 조금 더 생기고, 정신이 좀 더 맑아졌어요.

9 몸이 해독되고 있다는 어떤 증상이 나타났습니까? 화장실에 갈 때 그랬어요. 딱 한 번 오후에 이상한 기분이 든 적이 있어요.

10 어떤 부정적인 경험을 하였습니까? 아니요.

11 앞으로도 푸성귀 유동식을 계속해서 마시겠습니까? 혈액 검사를 해 보아 긍정적인 결과가 나오면 계속하려고 해요.

1 매일 1L의 푸성귀 유동식을 마시는 것이 어려웠습니까? 아니요.

2 당신의 건강에 어떠한 변화가 있었습니까? 예, 천식 증상이 줄었어요. 유동식을 마시지 않는 쌍둥이 자매보다 숨쉬는 것이 수월해요.

3 체중에 어떤 변화가 있었습니까? 처음엔 51kg이었는데 지금은 49kg이에요.

4 에너지가 바뀌었습니까? 예, 가쁜 증상 없이 더 오래 달릴 수 있게 되었어요.

5 몸이 해독되고 있다는 어떤 증상이 나타났습니까? 아니요.

※ 맨디(Mandy)와 베키(Bechy)는 열일곱 살 된 일란성 쌍둥이다. 둘 다 축구 선수로 매우 활동적이다. 맨디는 실험에 참가해 유동식을 마셨고, 베키는 마시지 않았다. 실험에 참가하기 전 맨디는 심한 천식을 앓았다. 특히 처음 4년간. 쌍둥이는 5주 정도 일찍 태어난 조산아들이다. 맨디는 태어나면서부터 폐에 문제가 있었지만 베키는 그렇지 않았다.

푸성귀 유동식을 마시기 시작한 지 일주일이 되자 맨디의 천식 증상이 사라졌다. 2주 뒤 그들은 가을에 있을 축구 시합에 선수로 뛰기 위해 연습을 시작했다. 처음에 베키는 다른 친구들과 같은 양을 뛰고는 매우 헉헉거렸다. 맨디는 달리는 중에도 그렇고, 끝난 뒤에도 그렇고 호흡 곤란 증상이 거의 없었다. 맨디는 숨쉬기가 더 쉽고 언덕을 올라갈 때도 덜 힘들다는 것을 느꼈다. 아이들은 수업이 끝나면 일주일에 두 번씩 달린다. 베키는 달리고 난 뒤 지금도 헉헉거리지만 맨디는 그렇지 않다. 베키는 유행병에 걸렸지만 맨디는 그렇지 않았다.

1 매일 1L의 푸성귀 유동식을 마시는 것이 어려웠습니까? 아니요, 오히려 더 마시고 싶었어요. 저를 위해서 이렇게 해 주셨다는 것에 대해 정말 감사해요.

2 푸성귀 유동식을 섭취한 결과 식단의 나머지 부분이 바뀌었습니까? 예, 생식에 대해 더 신경을 쓰게 되었어요.

3 당신의 건강에 어떠한 변화가 있었습니까? 예, 더 많은 에너지가 느껴지고 알람이 울리기 전에 잠에서 깨요.

4 건강하지 못한 음식에 대한 갈망이 줄어들었습니까? 조금이요. 스트레스가 큰 영향을 끼치는 것 같아요.

5 체중에 어떤 변화가 있었습니까? 예, 1kg 정도 줄었어요.

6 수면의 양이나 패턴이 바뀌었습니까? 예, 꿈을 더 많이 꾸고, 알람이 울리기 전에 일어나요(대체로 잘 자는 편이에요.).

7 배설(양이나 형태)이 바뀌었습니까? 예, 변비가 줄었는데 녹색 변이 나오더니 지금은 갈색으로 바뀌었어요.

8 에너지가 바뀌었습니까? 예, 에너지가 증가했어요. 아침에 일찍 일어나고 행복하다는 기분이 들어요.

9 당신의 모습에 대해 누군가가 말해 주었습니까? 예, 한 사람이요. 좋아 보인다고 했어요.

10 몸이 해독되고 있다는 어떤 증상이 나타났습니까? 예, 가벼운 구

토 증상과 가슴앓이요. 유동식을 마시기 전까지만 해도 심한 스트
레스를 받았을 때 나타나던 증상이에요. 전 스트레스를 많이 받는
정서적인 일을 하는데, 아마 육체적인 해독 증후라기보다는 심리
적인 증후일 거예요.

11 앞으로도 푸성귀 유동식을 계속해서 마시겠습니까? 예, 더 많이
마시고 싶습니다.

1 매일 1L의 푸성귀 유동식을 마시는 것이 어려웠습니까? 아니요,
쉽고 맛있었어요.

2 푸성귀 유동식을 섭취한 결과 식단의 나머지 부분이 바뀌었습니
까? 예, 식사량이 많이 줄어들었고, 내가 먹은 것을 확인하는 습
관이 생겼어요.

3 당신의 건강에 어떠한 변화가 있었습니까? 예, 푸성귀 유동식은
내 몸속의 기관들을 날마다 건강하고 깨끗하게 해 주고 있어요.

4 건강하지 못한 음식에 대한 갈망이 줄어들었습니까? 예, 이제는
아이스크림을 먹지 않게 되었어요.

5 체중에 어떤 변화가 있었습니까? 예, 2kg 정도 줄었어요.

6 수면의 양이나 패턴이 바뀌었습니까? 예, 더 잘 자고 숙면을 취하
게 되었어요.

7 배설(양이나 형태)이 바뀌었습니까? 예.

8 에너지가 바뀌었습니까? 예, 그래서 기쁩니다.

9 당신이 모습에 대해 누군가가 말해 주었습니까? 예, 얼굴에 홍조

를 띤다는 말을 들었어요. 성생활도 개선되었고요.

10 몸이 해독되고 있다는 어떤 증상이 나타났습니까? 특별히 느낀
증상은 없어요.

11 어떤 부정적인 경험을 하였습니까? 아니요. 전혀 그렇지 않아요.

12 앞으로도 푸성귀 유동식을 계속해서 마시겠습니까? 예, 당연히
그렇게 할 거예요!

Marion C., 75세

1 매일 1L의 푸성귀 유동식을 마시는 것이 어려웠습니까? 아뇨, 문
제없었습니다. 종종 다른 과일 주스를 섞어 마시기도 했습니다.

2 푸성귀 유동식을 섭취한 결과 식단의 나머지 부분이 바뀌었습니
까? 이제는 푸성귀 유동식을 이른 아침, 정오 무렵, 그리고 저녁
때 또는 잘 때 한 잔씩 마시게 되었습니다.

3 당신의 건강에 어떠한 변화가 있었습니까? 어떤 음식에 대한 갈
망도 없습니다. 그리고 손톱이 튼튼해졌습니다.

4 건강하지 못한 음식에 대한 갈망이 줄어들었습니까? 예, 나는 보
통 한 끼의 식사를 하는데 유동식이 나를 만족시켜 주고 있습니다.

5 체중에 어떤 변화가 있었습니까? 체중 변화는 없었습니다. 지금
까지 그랬던 적도 없었고요.

6 수면의 양이나 패턴이 바뀌었습니까? 숙면을 하게 되었습니다.
예전에는 잠들기 전에 2~3시간 정도를 그냥 누워 있었어요. 수면
제도 먹었고요.

7 배설(양이나 형태)이 바뀌었습니까? 예전에는 늘 창백하고 누른 색

의 설사를 했어요. 하지만 지금은 배변 활동이 원활해져 하루에 세
번 정도 변을 보기 위해 화장실에 갑니다. 복부에 나타나던 불쾌한
증상도 사라졌어요.

8 에너지가 바뀌었습니까? 예전엔 에너지가 부족해서 오후가 되면
쉬곤 했습니다. 지금은 가끔 휴식을 취하면서 하루 종일 일할 수
있게 되었습니다. 염소를 돌보고, 정원도 가꾸고, 바위를 다듬고,
마당에 나무 조각도 깔고 여러 가지 활동을 합니다. 에너지가 확실
히 증가한 것을 느껴요.

9 몸이 해독되고 있다는 어떤 증상이 나타났습니까? 아니요, 그 어
떤 증상도 나타나지 않았습니다.

10 어떤 부정적인 경험을 하였습니까? 아니요.

11 앞으로도 푸성귀 유동식을 계속해서 마시겠습니까? 나는 여러 해
동안 심장부정맥 때문에 다중 식품 보충제를 먹어 왔습니다. 2004
년 12월부터는 매나테크(Mannatech)라는 식품 보충제를 먹어 왔는
데 푸성귀 유동식을 마시기 시작한 지 얼마 지나지 않아 심장 박동
이 정상으로 돌아온 것을 알게 되었습니다. 또 그동안 에너지가 부
족하고 손발이 차서 고생했는데, 그런 증상들도 모두 사라졌습니
다. 갑상선 기능 부전증일지 모른다고 생각하던 참에 푸성귀 유동
식 덕분에 건강이 좋아져 지금은 정말 행복합니다. 앞으로도 푸성
귀 유동식을 계속해서 마실 계획입니다.

Gabrielle R., 35세

1 매일 1L의 푸성귀 유동식을 마시는 것이 어려웠습니까? 예, 조금

씩 마시기 시작했는데 맛은 좋았지만 향이 강하고 양이 많아서 조금 힘들었습니다. 단조롭다는 것도 힘들었어요.

2 푸성귀 유동식을 섭취한 결과 식단의 나머지 부분이 바뀌었습니까? 예, 먹는 양이 전체적으로 줄었어요. 정크 푸드에 대한 갈망은 줄어들고, 대신 과일과 날 음식 섭취량은 늘었어요.

3 당신의 건강에 어떠한 변화가 있었습니까? 예, 더 많은 에너지요. 수면 시간이 줄어들고 성격이 온화해진 것 같고 늘 즐거워요. 생리 전 증후군도 없어지고, 피부도 이전에 비해 깨끗해졌어요.

4 건강하지 못한 음식에 대한 갈망이 줄어들었습니까? 예, 이제는 어렵지 않게 건강하지 않은 식품을 제거할 수 있어요.

5 체중에 어떤 변화가 있었습니까? 수치상으로는 2.5kg 미만이에요. 하지만 내가 느끼는 것은 그 이상이에요.

6 수면의 양이나 패턴이 바뀌었습니까? 더 잘 자게 되었어요. 잠에서 깬 뒤에도 예전처럼 침대에서 빈둥거리지 않고 바로 일어날 수 있어요.

7 배설(양이나 형태)이 바뀌었습니까? 확실히 이전보다 더 자주 가고, 소변 보는 횟수도 증가했어요. 하지만 색깔의 변화까지는 모르겠어요.

8 에너지가 바뀌었습니까? 예, 하루를 마무리할 때쯤이면 내가 하려고 했던 일이 다 되어 있어요. 이제 더 이상 예전처럼 일을 미루거나 쌓아 두지 않으니까요.

9 당신이 모습에 대해 누군가가 말해 주었습니까? 예, 부드러워졌다는 칭찬을 들었어요.

10 몸이 해독되고 있다는 어떤 증상이 나타났습니까? 처음 며칠간 가래를 동반한 가벼운 기침과 구토 증상이 나타났어요.

11 어떤 부정적인 경험을 하였습니까? 아니요.

12 앞으로도 푸성귀 유동식을 계속해서 마시겠습니까? 물론이죠. 나는 다양한 유동식을 경험하고 싶고, 그것을 나의 가족과도 나누고 싶어요.

1 매일 1L의 푸성귀 유동식을 마시는 것이 어려웠습니까? 아니요. 하지만 더 마시기는 싫어요.

2 푸성귀 유동식을 섭취한 결과 식단의 나머지 부분이 바뀌었습니까? '좋은' 식품에 대해서 알게 되면서 채소 섭취량이 늘었어요.

3 당신의 건강에 어떠한 변화가 있었습니까? 변비가 완전히 사라졌어요. 신선함을 즐기게 되고. 아마 에너지도 증가했을 거예요.

4 건강하지 못한 음식에 대한 갈망이 줄어들었습니까? 덜 먹긴 하지만 아직 완전히 사라진 것은 아니에요.

5 배설(양이나 형태)이 바뀌었습니까? 그동안은 보통 하루에 한 번 정도 변을 보았는데, 유동식을 마신 뒤로는 변비 없이 두세 번 정도 봅니다.

6 에너지가 바뀌었습니까? 유동식을 마시기 전까지는 저녁을 먹고 나서 거실에 앉아서 TV를 보다가 잠들곤 했는데, 유동식을 마신 뒤로는 TV를 보다 잠드는 일이 없어졌어요.

7 앞으로도 푸성귀 유동식을 계속해서 마시겠습니까? 예, 계속할

것입니다. 다른 푸성귀도 맛보려고 하는데, 유기농 채소를 더 많이 넣을 계획이에요. 나에게 날 음식과 푸성귀를 소개해 주어 정말 고마워요!

AI C.

1 매일 1L의 푸성귀 유동식을 마시는 것이 어려웠습니까? 아니요. 쉽게 마실 수 있었어요.

2 푸성귀 유동식을 섭취한 결과 식단의 나머지 부분이 바뀌었습니까? 예, 샐러드 섭취량이 많아졌어요. 그런데 지금도 종종 다른 음식이 먹고 싶을 때가 있어요.

3 당신의 건강에 어떠한 변화가 있었습니까? 체중이 3kg 정도 줄어들었어요.

4 건강하지 못한 음식에 대한 갈망이 줄어들었습니까? 징크 푸드를 훨씬 적게 먹게 되었어요.

5 체중에 어떤 변화가 있었습니까? 3kg 정도 줄었어요.

6 수면의 양이나 패턴이 바뀌었습니까? 아침에 일어났을 때 머리카락이 헝클어져 있지 않은 걸 보면 수면 중에 덜 뒤척거리는 것 같아요.

7 배설(양이나 형태)이 바뀌었습니까? 하루 서너 번 정도 배변을 합니다. 그럼 뱃속이 깨끗하게 정화되는 느낌이 들어요.

8 에너지가 바뀌었습니까? 아직 눈에 띄게 바뀌지는 않았어요. 거의 비슷해요.

9 어떤 부정적인 경험을 하였습니까? 아니요.

10 앞으로도 푸성귀 유동식을 계속해서 마시겠습니까? 예, 계속할 겁니다.

ps. 나는 현재 54세인데 남성성이 확실히 개선되었다는 것을 느낍니다. 한 15년 정도.

1 푸성귀 유동식을 섭취한 결과 식단의 나머지 부분이 바뀌었습니까? 예, 조리된 음식을 덜 먹게 되었어요.

2 당신의 건강에 어떠한 변화가 있었습니까? 예, 체중이 1.5kg 정도 줄었어요.

3 건강하지 못한 음식에 대한 갈망이 줄어들었습니까? 예, 그런데 맛보다는 동기를 따라가는 것 같아요.

4 수면의 양이나 패턴이 바뀌었습니까? 예, 예전에 비해 쉽게 잠들어요.

5 배설(양이나 형태)이 바뀌었습니까? 예, 규칙적인 장운동을 하고, 소변량도 늘었어요.

6 몸이 해독되고 있다는 어떤 증상이 나타났습니까? 가벼운 두통이요.

7 어떤 부정적인 경험을 하였습니까? 솔직히 전 결코 맛을 즐기지는 않았고, 실험과 건강을 위해 마셨을 뿐입니다.

8 앞으로도 푸성귀 유동식을 계속해서 마시겠습니까? 예, 조리한 식품과 음료를 다양하게 마시고 싶어요. 전 사실 100% 생식주의

자가 되기보다는 75~90% 정도의 생식주의자가 되기를 희망하거든요. 빅토리아 당신의 도움에 매우 감사합니다.

1 매일 1L의 푸성귀 유동식을 마시는 것이 어려웠습니까? 아니요.

2 푸성귀 유동식을 섭취한 결과 식단의 나머지 부분이 바뀌었습니까? 예. 이제 대부분 날 음식을 먹어요.

3 건강하지 못한 음식에 대한 갈망이 줄어들었습니까? 예.

4 체중에 어떤 변화가 있었습니까? 예, 5kg 정도 줄었어요.

5 당신이 모습에 대해 누군가가 말해 주었습니까? 몇몇 사람이 살이 빠진 것을 알아 봐요.

6 몸이 해독되고 있다는 어떤 증상이 나타났습니까? 알아차릴 정도는 아니었어요.

7 어떤 부정적인 경험을 하였습니까? 부정적인 경험은 하지 않았어요.

1 매일 1L의 푸성귀 유동식을 마시는 것이 어려웠습니까? 아니요, 쉽고 즐길 만했어요. 더 마셔도 좋겠다는 생각이에요.

2 푸성귀 유동식을 섭취한 결과 식단의 나머지 부분이 바뀌었습니까? 예, 나의 가족과 내가 날 음식을 조금씩 먹기 시작했어요.

3 당신의 건강에 어떠한 변화가 있었습니까? 예, 에너지가 늘어나고, 남편과의 관계가 예전에 비해 원만해졌어요.

4 건강하지 못한 음식에 대한 갈망이 줄어들었습니까? 예, 갈망이 거의 사라졌어요. 나쁜 음식을 먹을 기회가 생겨도 먹지 않아요.

5 체중에 어떤 변화가 있었습니까? 예, 9~10kg 정도 줄었어요.

6 수면의 양이나 패턴이 바뀌었습니까? 소변을 보기 위해 오히려 중간에 자주 깨곤 했어요.

7 배설(양이나 형태)이 바뀌었습니까? 예, 섭취하는 것보다 훨씬 더 많이 배설하는데, 배변 활동이 쉽고 부드러워요.

8 에너지가 바뀌었습니까? 예, 시간이 나도 낮잠을 자고 싶다는 생각이 들지 않아요.

9 몸이 해독되고 있다는 어떤 증상이 나타났습니까? 예, 눈과 입술이 충혈되고, 두통 증상이 있었어요.

10 어떤 부정적인 경험을 하였습니까? 아니요, 아주 긍정적이었어요. 실은 우리 가족이 조금씩 날 음식을 먹기 시작했는데, 여섯 식구(그중 넷은 아이들)를 위해서 어떤 유동식을 어떻게 준비해야 할지 그것이 고민이에요.

11 앞으로도 푸성귀 유동식을 계속해서 마시겠습니까? 예.

1 매일 1L의 푸성귀 유동식을 마시는 것이 어려웠습니까? 아니요.

2 푸성귀 유동식을 섭취한 결과 식단의 나머지 부분이 바뀌었습니까? 아니요. 설탕에 대한 갈망은 조금 줄었어요.

3 당신의 건강에 어떠한 변화가 있었습니까? 아니요. 오히려 요요 현상이 나타났어요.

4 에너지가 바뀌었습니까? 예, 걷는 양이 늘어났고, 피트니스 클럽에 등록했어요.

5 당신이 모습에 대해 누군가가 말해 주었습니까? 아니요, 아무도 말해 주지 않았어요.

6 몸이 해독되고 있다는 어떤 증상이 나타났습니까? 아니요.

7 어떤 부정적인 경험을 하였습니까? 그 어떤 부정적인 증상도 나타나지 않았어요.

8 앞으로도 푸성귀 유동식을 계속해서 마시겠습니까? 예, 모든 것이 부정적이기보다는 긍정적이에요.

Sunny D.

1 매일 1L의 푸성귀 유동식을 마시는 것이 어려웠습니까? 아니요, 전혀. 하루 종일이라도 마실 수 있어요.

2 당신의 건강에 어떠한 변화가 있었습니까? 피부가 개선되었어요. 특히 내가 다른 정크 푸드를 먹지 않은 날 더 확실히 느낄 수 있어요.

3 건강하지 못한 음식에 대한 갈망이 줄어들었습니까? 조금이요. 초콜릿에 대한 갈망이 줄었어요.

4 체중에 어떤 변화가 있었습니까? 아니요, 똑같아요.

5 수면의 양이나 패턴이 바뀌었습니까? 더 잘 자게 되었어요. 특히 유동식에 매운 것을 섞어 먹지 않는 날 더 그래요.

6 배설(양이나 형태)이 바뀌었습니까? 배변량이 조금 증가했어요.

7 에너지가 바뀌었습니까? 에너지의 변화까지는 실감하지 못했어

요.

8 몸이 해독되고 있다는 어떤 증상이 나타났습니까? 하루 정도 하루 종일 두통이 있었어요.

9 어떤 부정적인 경험을 하였습니까? 전혀요!

10 앞으로도 푸성귀 유동식을 계속해서 마시겠습니까? 물론이에요. 나는 지금도 엄청난 양의 유동식을 마시고 있어요. 하루에 1.5kg이나 마시는 걸요. 약간의 푸성귀에 과일을 75~80% 정도 넣어요. 나는 푸성귀 유동식에 더하여 이 음료를 한 달간 마셨어요. 이제부터는 푸성귀 비율을 높여 계속해서 유동식을 마실 것입니다.

Cindy S.

1 매일 1L의 푸성귀 유동식을 마시는 것이 어려웠습니까? 아니요. 종종 더 마시고 싶었어요.

2 푸성귀 유동식을 섭취한 결과 식단의 나머지 부분이 바뀌었습니까? 더 신선한 음식을 원하게 되었어요. 더 이상 조리한 음식이 먹고 싶지 않아요.

3 당신의 건강에 어떠한 변화가 있었습니까? 처음 1~2주는 오히려 더 배고픔을 느꼈어요. 지금은 예전에 비해 규칙적인 배변을 해요.

4 건강하지 못한 음식에 대한 갈망이 줄어들었습니까? 예, 단 음식에 대한 갈망이 줄어들었어요. 더 건강한 식생활을 해야겠다는 동기가 생겼고요.

5 체중에 어떤 변화가 있었습니까? 약간 줄었는데, 좋아요!

6 수면의 양이나 패턴이 바뀌었습니까? 예전에 비해 덜 자는데도

피곤하지 않아요.

7 배설(양이나 형태)이 바뀌었습니까? 더 규칙적인 배변을 하고 양도 많아졌어요. 변 끝부분이 검은색을 띠는데 아마도 숙변이 제거되나 봐요.

8 에너지가 바뀌었습니까? 무언가를 할 때 더 잘할 수 있다고 느끼고 열정적으로 생활하고 있어요. 앞으로도 더 잘할 수 있다는 확신이 들어요.

9 당신이 모습에 대해 누군가가 말해 주었습니까? 피아노를 더 잘 친다고 남편이 말해 준 것 외에 특별히 들은 말은 없어요.

10 몸이 해독되고 있다는 어떤 증상이 나타났습니까? 내가 알기에는, 없었어요.

11 어떤 부정적인 경험을 하였습니까? 없었어요. 나는 이 실험에 아주 즐거운 마음으로 참여했고, 다른 사람에게도 그 사실을 말했어요.

12 앞으로도 푸성귀 유동식을 계속해서 마시겠습니까? 예, 그렇게 하고 싶어요.

Vickie G. of Glide

1 매일 1L의 푸성귀 유동식을 마시는 것이 어려웠습니까? 처음에는요. 하지만 곧 그 맛에 익숙해져서 쉽게, 더 많이 마실 수 있게 되었어요.

2 푸성귀 유동식을 섭취한 결과 식단의 나머지 부분이 바뀌었습니까? 조금이요. 이따금씩 배가 더 고플 때도 있어요.

3 당신의 건강에 어떠한 변화가 있었습니까? 예.

4 건강하지 못한 음식에 대한 갈망이 줄어들었습니까? 예, 일할 때
초콜릿과 단 것을 덜 원하게 되었어요.

5 수면의 양이나 패턴이 바뀌었습니까? 더 깊이 잘 수 있게 되었어
요. 그리고 거의 일 년 만에 처음으로 꿈을 꾸었어요.

6 배설(양이나 형태)이 바뀌었습니까? 화장실에 가는 횟수가 늘었어
요. 예전엔 늘 딱딱한 자갈 같은 변을 보았는데 지금은 배변량도
많아지고 훨씬 부드러워졌어요.

7 에너지가 바뀌었습니까? 예, 낮잠을 덜 자고, 낮잠을 자는 횟수도
줄었어요. 나는 저녁 6시부터 아침 6시까지 일하는데, 일하는 동안
에도 졸지 않고 일할 때 에너지가 넘치는 것도 느껴요.

8 당신이 모습에 대해 누군가가 말해 주었습니까? 아뇨, 저 스스로
느껴요. 눈 밑의 다크서클과 눈이 붓는 증상이 사라졌어요.

9 몸이 해독되고 있다는 어떤 증상이 나타났습니까? 예, 첫 주에는
약간의 두통이 있었는데 지금은 그렇지 않아요. 위산이 역류하는
증상도 깨끗이 사라졌어요.

10 어떤 부정적인 경험을 하였습니까? 아니요.

11 앞으로도 푸성귀 유동식을 계속해서 마시겠습니까? 예, 제가 직
접 만들어 마시고 싶어요. 지금 회사에 감기와 인플루엔자 바이러
스가 돌고 도는데, 그동안은 이런 일이 있으면 영락없이 걸리곤 했
죠. 하지만 지금은 아니에요. 다섯 살짜리 내 아이도 유동식을 마
시는데, 아주 좋아해요.

1 매일 1L의 푸성귀 유동식을 마시는 것이 어려웠습니까? 아니요, 아주 마시기 쉬웠어요. 푸성귀 유동식을 마시는 것은 전혀 어렵지 않아요.

2 푸성귀 유동식을 섭취한 결과 식단의 나머지 부분이 바뀌었습니까? 푸성귀 유동식을 마신 지 9일째 되는 날부터 내 몸이 날 음식을 원한다는 것을 느꼈어요.

3 당신의 건강에 어떠한 변화가 있었습니까? 에너지가 증가하고, 운동을 하고 싶다는 생각이 들고, 기분이 좋아지고, 우울증이 사라지고, 자살에 대한 욕망이 사라졌어요. 정말 감사해요!

4 건강하지 못한 음식에 대한 갈망이 줄어들었습니까? 술과 단 음식, 그리고 초콜릿에 대한 갈망이 거의 사라졌어요.

5 체중에 어떤 변화가 있었습니까? 내가 빼고 싶었던 몇 길로그램이 빠졌어요.

6 수면의 양이나 패턴이 바뀌었습니까? 잠을 조금 덜 자게 되었고, 밤에 깨는 횟수가 줄었어요.

7 배설(양이나 형태)이 바뀌었습니까? 화장실에 가는 횟수가 많아지고, 배변도 쉬워졌어요. 아침에는 약간의 설사를 하기도 해요.

8 에너지가 바뀌었습니까? 에너지가 늘었어요. 7시에 일을 시작하기 전 6시에 일어나서 조깅을 해요.

9 당신의 모습에 대해 누군가가 말해 주었습니까? 체중이 줄어들고, 좋아 보인다는 말을 들었어요.

10 몸이 해독되고 있다는 어떤 증상이 나타났습니까? 여드름과 뾰루

지 같은 게 나타났어요.

11 어떤 부정적인 경험을 하였습니까? 독감 증상이 나타났어요. 비타민을 먹으려고 하는 순간 약간의 메스꺼움 증상이 나타났고요. 열흘 정도는 거의 매일 아침 설사를 했어요. 관절통도 약간 있었고요.

12 앞으로도 푸성귀 유동식을 계속해서 마시겠습니까? 예. 그리고 나는 100% 생식주의자가 되고 싶어요. 정말 고마워요.

푸성귀 유동식 레서피

특별한 언급이 없는 한 준비된 재료를 믹서에 넣고 갈면 된다.

※ 맛이 좋은 푸성귀 유동식

생식 가족을 위한 야생 주스
재료 : 명아주과 채소(질경이 또는 별꽃) 2컵, 바나나 1개, 망고 1개, 물 2컵
분량 : 약 1L

블루베리 푸딩
재료 : 셀러리 줄기 1대, 블루베리 2컵, 바나나 1개, 물 2컵
분량 : 약 1L

발야의 유동식(발야가 가장 좋아하는 유동식)
재료 : 로메인 상추 8장, 수박 5컵, 물 1컵
분량 : 약 1L

녹색 자비
재료 : 로메인 상추 6~8장, 붉은 포도 1컵, 오렌지 중 1개, 바나나 1개, 물 2컵
분량 : 약 1L

새콤달콤 유동식
재료 : 붉은 잎 채소 6~8장, 살구 4개, 바나나 1개, 블루베리 1/4컵, 물 2컵
분량 : 약 1L

프레시 유동식

재료 : 로메인 상추 6~8장, 멜론(허니듀) 1/2통, 물 2컵

분량 : 약 1L

알로에 유동식

재료 : 사과 주스 1컵, 바나나 1개, 망고 1개, 알로에 조각 작은 것 1개, 케일 잎 5장, 물 2컵

분량 : 약 1L

망고 파슬리 푸딩

재료 : 망고 큰 것 2개(껍질 벗긴 것), 파슬리 1단, 물 2컵

분량 : 1L

여름의 기쁨

재료 : 복숭아 6개(씨 뺀 것), 시금치 2줌, 물 2컵

분량 : 약 1L

어린이를 위한 유동식

재료 : 망고 4개(껍질 벗긴 것), 로메인 상추 1줌(또는 쐐기풀이나 쇠비름), 물 2컵

분량 : 푸딩 형태로 약 1L

들판의 딸기

재료 : 딸기 1컵, 바나나 2개, 상추 1/2단, 물 2컵

분량 : 약 1L

치아씨 푸성귀 푸딩
재료 : 치아씨 1티스푼, 물 1컵(물 1컵에 치아씨 1티스푼을 넣고 불린다.)
분량 : 젤리 형태로 1컵

재료 : 치아씨 젤리 1컵, 치아씨 1티스푼(물 1컵에 1시간 동안 담가 놓은
것), 사과 4개(껍질 벗긴 것), 레몬 1/2개(주스 낸 것), 케일 잎 4~5장,
박하 1잎(기호에 따라), 물 2컵
분량 : 1.5L

키위 엔조이
재료 : 완숙한 키위 4개, 바나나 1개, 셀러리 1줄기, 물 2컵
분량 : 약 1L

이고르 유동식(이고르가 가장 좋아하는 유동식)
재료 : 시금치 1.2단, 사과 4개(껍질 벗긴 것), 라임 1/2개(껍질 벗긴
것), 바나나 1개, 물 2컵
분량 : 1L

박하의 선물
재료 : 케일 잎 4~5장, 박하 1/2단, 물 2컵
분량 : 약 1L

바나나 시금치 유동식
재료 : 핑거 바나나 10개, 시금치 2줌, 물 2컵
분량 : 약 1L

라스베리의 꿈

재료 : 배 2개, 라스베리 1줌, 케일 잎 4~5장, 물 2컵

분량 : 약 1L

※ 풍미가 뛰어난 푸성귀 유동식

빅토리아 유동식(빅토리아가 가장 좋아하는 유동식)

재료 : 붉은 상추 6장, 바질 1/4단, 라임 1/2개(주스로 만든 것), 적양파 1/2개, 셀러리 대 2개, 아보카도 1/4개, 물 2컵

분량 : 약 1L

세르게이 유동식(세르게이가 가장 좋아하는 유동식)

제료 : 케일 잎 5장, 딜 1/2단, 라임 1/2개(주스로 만든 것), 마늘 3쪽, 토마토 1/4컵(햇빛에 말린 것), 물 2컵

분량 : 약 1L

레몬 할라피뇨 프레스카

재료 : 레몬 1/2개(주스로 만든 것), 토마토 4개, 케일 2/3단, 할라피뇨 1개(1cm짜리), 마늘 1쪽, 물 2컵

분량 : 약 1L

성기능 향상을 위한 유동식

재료 : 시금치 2.5컵, 고수 잎 1/2단, 마늘 1쪽, 고추 1/2개, 라임 1/2개(주스로 만든 것), 스테비아 1티스푼, 토마토 3개, 물 2컵

분량 : 약 1L

맛있는 그린 유동식

푸성귀 유동식을 만들 때 가장 중요한 것은 가능하면 푸성귀를 많이 섭취하는 것, 그리고 소금을 넣지 않는 것이다. 하지만 그린 유동식에는 소금이 들어간다.

재료 : 케일 잎 5장, 아보카도 1/4개, 마늘 3쪽, 라임 주스 1/2컵, 물 2컵, 소금 1/2티스푼, 토마토 2개
분량 : 약 1L

영양가 높은 쓴맛 유동식

재료 : 케일 잎 5장(녹색 또는 보라색), 아보카도 1/4개, 마늘 3쪽, 라임 주스 1/4컵, 물 2컵, 고추 1개, 셀러리 2줄기, 파슬리 1/2단, 물 2컵
분량 : 약 1L

중요 TIP

푸성귀 유동식 보관법

유동식의 생명은 신선함이므로 만들어 바로 마시는 것이 가장 좋고, 만든 지 3일째까지는 서늘한 곳에 보관해야 한다. 회사에서 마시거나 여행할 때 좋은 방법이다.

푸성귀는 가능하면 다양하게

가능하면 여러 가지 종류의 푸성귀를 다양하게 사용하는 것이 좋다. 할 수 있는 대로 많은 푸성귀를 확보하라. 똑같은 것만 먹다 보면 금방 질릴 수 있다.

참고하기

제3장

1. 자주 묻는 질문들. 침팬지와 인간 교류 협회(Chimpanzee and Human Communication Institute, 2004,

http://www.cwu.edu/~cwuchci/faq.html

2. Derek E. Wildman, 등. "Implications of Natural Selection in Shaping 99.4% Nonsynonymous DNA Identity Between Humans and Chimpanzees : Enlarging Genus Homo." Proceedings of the National Academy of Sciences, May 19, 2003 (#2172) USA에 난 기사

3. 같은 책

4. James Q. Jacobs. "A Comparison of Some Similar Chimpanzee and Human Behaviors." Paleoanthropology in the 1990's. 2000. www.jqjacobs.net

5. Chimpanzees. World Wildlife Fund. Washington, DC. 2005. http://intothewild.tripod.com/chimpanzees.htm

6. Louis R. Sibal and Kurt J. Samson. "Nonhuman Primates : A Critical Role in Current Disease Research." ILAR Journal V42(2) 2001.

http://dels.nas.edu/ilar/jour_online/42_2/nhprole.asp

7. 같은 책

8. 자주 묻는 질문들. 침팬지와 인간 교류 협회(Chimpanzee and Human communication Institute, 2004,

http://www.cwu.edu/~cwuchci/faq.html

9. Nancy Lou Conklin-Brittain, Richard W. Wrangham, Catherine C. Smith, Relating chimpanzee Diets to Potential Australopithecus Diets, Department of Anthropology, Harvard University, Cambridge, MA. 1998.

www.cast.uark.edu/local/icaes/conferences/wburg/posters/nconklin/conklin.html

10. Goodall, Jane. The chimpanzees of Gombe. Massachusetts : The Belknap Press of Harvard University Press. 1986.

11. Nancy Lou Conklin-Brittain, Richard W. Wrangham, Catherine C. Smith, Relating chimpanzee Diets to Potential Australopithecus Diets, Department of Anthropology, Harvard University, Cambridge, MA. 1998.
www.cast.uark.edu/local/icaes/conferences/wburg/posters/nconklin/conklin.html

제4장

12. Price, Weston A., D.D.S. Nutrition and Physical Degeneration. California : The Price-Pottenger Nutrition Foundation, Inc. 2003. 6th Edition.
13. 같은 책

제5장

14. U.S. Department of Agriculture, Agricultural Research Service. 2005. USDA National Database of Standard Reference, Release 18. http://www.usda.gov

제6장

15. Shelton, Herbert M. Dr. Shelton's Hygienic Review. Pomeroy : Health Research, 1996
16. Dietary Reference Intakes for Males, aged 19~30. National Research Council, "Protein and Amino Acids," in Recommended Dietary Allowances, 10th edition(1989) ; USDA SR17

제7장

17. Nancy Lou Conklin-Brittain, Richard W. Wrangham, Catherine C. Smith, Relating chimpanzee Diets to Potential Australopithecus Diets, Department of Anthropology, Harvard University, Cambridge, MA. 1998.
18. Data from Average Adult Male, Age 19~31, Weight 170 lbs. Source, National Research Council, "Protein and Amino Acids," in Recommended Dietary Allowances, 10th edition (1989) ;USDA SR17

19. Walker WA, Isselbacher KJ. "Uptake and transport of macromolecules by the intestine. Possible role in clinical disorders."

Gastroenterology : 67:531~50, 1974

20. Ross, Julia, M.A. The Diet Cure. New York : Penguin books. 1999

21. U.S. Department of Agriculture, Agricultural Research Service. 2005. USDA National Nutrient Database for Standard Reference, Release 18

22. Campbell, T. Colin, Ph.D. The China Study. Texas : Benbella Books 2004.

제8장

23. Jensen Bernard, D.C., Ph.D. Tissue Cleansing Through Bowel Management, Escondido, CA : Bernard Jensen Publishing, 1981

24. Chopra, Deepak. Perfect Health : the Complete Mind Body Guide. New York : Three Rivers Press, 2000

25. Nancy Lou Conklin-Brittain, Richard W. Wrangham, Catherine C. Smith, Relating chimpanzee Diets to Potential Australopithecus Diets, Department of Anthropology, Harvard University, Cambridge, MA. 1998.

26. Mosseri, Albert. Le Jeune, Meilleur. Remede de la Nature. France : Aquarius, 1993

27. American Heart Association. Fiber.

www.americanheart.org

28. Tooshi, Dr. Alan M., Ph.D. Dr. Tooshi's High Fiber Diet. Nebraska : iUniverse.com, Inc. 2001

29. Winick, Myron, M.D. The Fiber Prescription. New York : Ballantine Books. 1992

30. American Heart Association. Fiber.

www.americanheart.org

제9장

31. Jensen, Bernard, D.C., Ph.D. The Healing Power of Chlorophyll.

Escondido, CA : Bernard Jensen Publishing, 1981

32. Cannon, Walter B. The Wisdom of the Body. New York : Peter Smith Pub Inc, 1932

제10장

33. Walker WA, Isselbacher KJ. "Uptake and Transport of Macormolecules By the Intestine. Possible Role in Clinical Disorders."

Gastroenterology 1974; 67:531~50.

34. Minocha Anil M.D., Carrol David. Natural Stomach Care : Treating and Preventing Digestive Disorders with the Best of Eastern and Western Healing therapies. New York : Penguin Group, 2003

35. Elson M. Haas M.D. Staying Healthy With Nutrition. California : Celestial Arts, 1992

36. Nancy Lou Conklin-Brittain, Richard W. Wrangham, Catherine C. Smith, Relating chimpanzee Diets to Potential Australopithecus Diets, Department of Anthropology, Harvard University, Cambridge, MA. 1998.

www.cast.uark.edu/local/icaes/conferences/wburg/posters/nconklin/conkli n.html

37. Stiteler L. Ac., O.M.D., N.M.D. D. A Closer Look at Hypochlorhydria. Stephen, Hom. California : The Institute of Bioterrain science, 2003.

http://www.scupomona.edu/%7Esteven/articles/hypochlorhydria-Stiteler.html

38. Baroody, Dr. Theodore A., Jr. Alkalize or Die. North Carolina : Eclectic Press. 1991

39. 같은 책

제12장

40. The Associated Press. "Cancer now the top killer of Americans" USA Today, January 20, 2005

41. Dr. Otto Warburg. K. Triltsch. The Prime Cause and Prevention of

Cancer. 2d. rev. edition (1969) 16 pages. Lecture delivered to Nobel Laureates on June 30, 1966 at Lindau, Lake Constance, Germany. English Edition by Dean Burk National Cancer Institute, Bethesda, Maryland, USA.

http://mmfnd.org/NL/ONN/WS/ozon005.html

42. 같은 책

43. Baroody, Dr. Theodore A., Jr. Alkalize or Die. North Carolina : Eclectic Press. 1991

제13장

44. Tompkins, Peter and Bird, Christopher. The Secret Life of Plants. New York : Harper & Row, Publishers. 1989. First Perennial Library Edition

45. Tompkins, Peter and Bird, Christopher. Secrets of the Soil. Anchorage, Alaska : Earthpulse Press Inc. 2002. Third Printing.

46. Tompkins, Peter and Bird, Christopher. The secret Life of Plants. New York : Harper & Row, Publishers. 1989. First Perennial Library Edition.

47. Vyapaka Dasa, organic farm inspector. It Ain't Just Dirt! Canada, 2005. http://www.hkrl.com/soils.html

48. Farr, Gary, Dr. Comparing Organic Versus Commercially Grown Foods, Rutgers University Study, New Brunswick, NJ, 2002

49. Tompkins, Peter and Bird, Christopher. Secrets of the Soil. Anchorage, Alaska : Earthpuls Press Inc. 2002 Third Printing.

50. Blume David. "Food and Permaculture."

http://www.permaculture.com/permaculture/About_Permaculture/food.shtml

51. 같은 책

52. Kervran, Louis. Biological transports. London : Crosby Lockwood, 1972

53. Tompkins, Peter and Christopher Bird. The secret Life of Plants. New York : Harper & Row, Publishers. 1989. First Perennial Library Edition.

54. 같은 책

55. Korolkov, P.A. Spontaneous Metamorphism of Minerals and Rocks. Moscow : Nauka, 1972

제14장

56. Warburg, Otto. "The Oxygen-Transferring Ferment of Respiration." Noel Lecture, 1931. From Nobel Lectures, Physiology or Medicine 1922~1941, Amsterdam : Elsevier Publishing Company, 1965

57. Chlorophyllin Reduces Aflatoxin Indicators Among People At High Risk For Liver Cancer. Johns Hopkins University Bloomberg School of Public Health. Baltimore, MD. Proceedings of the National Academy of Science. November 27, 2001.

58. Chernomorsky, S. 등. "Effect of Dietary Chlorophyll Derivatives on Mutagenesis and Tumor Cell Growth." Teratogenesis, Carcinogenesis, and Mutagenesis, 79:313~322, 1999.

59. Vlad M. 등. Effect of Cuprofilin on Experimental Atherosclerosis, Romania : Institute of Public Health and Medical Research, University of Medicine and Pharmacy, Cluj-Napoka, 1995

제15장

60. Soloukhin, Vladimir. Razryv Trava. In Russian. Moscow. Molodaya Gvardia, 2001.

61. Goodall, Jane. The Chimpanzees of Gombe. Massachusetts : The Belknap Press of Harvard University Press. 1986.

62. Baker Elizabeth. Unbelievably Easy Sprouting! Washington : Poulsbo, 2000

제16장

63. Ruimerman, Ronald. Modeling and remodeling in bone tissue. Eindohoven. University Press Facilities. 2005.

64. Sartin, Daniel. "Osteoporosis : Why Prevention is the Best Cure." Touching Lives : Action Medical Research. Winter 2003/4.

65. Nishimura Ichiro. Getting to the Roots of the Jaw Bone. Dentistry Harvard, 1995, May 12.

66. Price, Weston A., D.D.S. Nutrition and Physical Degeneration. California : The Price-Pottenger Nutrition Foundation, Inc. 2003. 6th Edition.

제17장

67. Van Ordan, Dr. Flora. Conversations with Dr. Flora. Florida : TheRawDiet.com 2005

참고 문헌

Albi, Johnna and Walthers, Catherine. Greens Glorious Greens! New York : St. Martin's Press. 1996

Appleton, Nancy. Rethinking Pasteur's Germ Theory. California : North Atlantic Books. 2002.

Baker, Elizabeth. Unbelievably Easy Sprouting! Washington Elizabeth Baker. 2000

Baroody, Dr. Theodore A., Jr. Alkalize or Die. North Carolina : Eclectic Press. 1991.

Brown, Ellen Hodgson, J.D. and Hansen, Richard T., D.M.D., FACAD. The Key to Ultimate Health. California : Advanced Health Research Publishing. 2000. 2nd Edition.

Campbell, T. Colin, Ph.D. The China Study. Texas : Benbella Books 2004.

Cooper, Dr. Kenneth H. Advanced Nutritional Therapies. Tennessee : Thomas Nelson, Inc. 1996

Cutrell, Doug and Wigmore, Ann. Living Foods Manual, New Mexico.

Feldt, Linda Diane. Spinach and Beyond. Michigan : Moon Field Press. 2003.

Fouts, Roger. Next of Kin. New York : HarperCollins Publishing. 2003 Reprint.

Fuhrman. Joel, M.D. Eat to Live. New York : Little, Brown and Company. 2003.

Gebhardt, Susan E. and Thomas, Robin G. Nutritive Value of Foods. Washington, D.C. : Superintendent of Documents U.S. Government Printing Office. 2002. Revised.

Goodall, Jane. Reason For Hope. New York : Warner Books, Inc. 1999.

———. The Chimpanzees of Gombe. Massachusetts : The Belknap Press of Harvard University Press. 1986.

———, Through a Window. Boston : Houghton Mifflin Company. 1990.

Harris, Ben Charles. Eat the Weeds. Connecticut : Keats Publishing, Inc. 1973.

Jensen, Bernard, DC, Ph.D. Come alive! California : Bernard Jensen, 1997.

———, Tissue Cleansing Through Bowel Management. Escondido, CA : Bernard Jensen Publishing, 1981

Kliment, Felicia Drury, The Acid Alkaline Balance Diet. New York : Contemporary Books, 2002.

Krishnamurti. Think on These Things. New York : Harper & Row Publishers. 1964.

Ladygina-Kohts, N.N. Infant Chimpanzee and Human Child. New York : Oxford University Press, Inc. 2002.

Ley, Beth M. Ph.D. Flax! Fabulous Flax! Minnesota : BL Publications. 2003.

Mindell, Earl, R.Ph., Ph.D. Food as Medicine. New York : Simon & Schuster. 1994.

Peterson, Lee Allen. Edible Wild Plants. New York : Houghton Mifflin Company. 1977.

Price, Weston A., D.D.S. Nutrition and Physical Degeneration. California : The Price-Pottenger Nutrition Foudation. Inc. 2003. 6th Edition.

Ragnar, Peter. How long do you choose to live? Tennessee : Roaring Lion Publishing. 2001.

Ross, Julia, M.A. The Diet Cure. New York : Penguin Books. 1999.

Ruimerman, Ronald. Modeling and remodeling in bone tissue. Eindohoven : University Press Facilities. 2005

Seibold, Ronald L. M.S. Cereal Grass. Kansas : Pines International, Inc. 2003.

Shahani, Khem, Ph.D. Cultivate Health from Within. Connecticut : Vital Health Publishing, 2005.

Stanway, Dr. Andrew. The High-Fiber Diet Book. New York : Exeter Books. 1976.

Tompkins, Peter and Bird, Christopher. Secrets of the Soil. Anchorage, Alaska : Earthpulse Press Inc. 2002. Third Printing.

———, The Secret Life of Plants. New York : Harper & Row, Publishers. 1989. First Perennial Library Edition.

Tooshi, Dr. Alan M., Ph.D. Dr. Tooshi's High Fiber Diet. Nebraska. iUniverse.com, Inc. 2001.

Van Orden, Dr. Flora. Conversation with Dr. Flora. TheRawDiet.com. 2005.

Wigmore, Dr. Ann and Earp-Thomas, Dr. G.H. Organic Soil. Massachusetts : Rising Sun Publications. 1978.

Wigmore, Ann. Overcoming Aids. New York : Copen Press. 1987.

———, Rebuild Your Health. Puerto Rico : Quality Printers. 1991.

———, You Are The Light Of The World. Massachusetts : Ann Wigmore. 1990.

Wigmore, Ann and Pattinson, Lee. The Blending Book. New York : Avery Publishing Group. 1997.

Winick, Myron, M.D. The Fiber Prescription. New York : Ballantine Books. 1992.

Young, Robert O. and Shelly Redford. The pH Miracle. New York : Warner Books, Inc. 2002.

찾아보기